MALADIES DES FEMMES

PARIS. — IMP. SIMON RAÇON ET COMPAGNIE RUE D'ERFURTH, 1.

MÉDAILLE

DÉCERNÉE AU DOCTEUR BELLIOL, PAR LA VILLE DE PARIS.

RÉCOMPENSE DE SES TRAVAUX

et de son

DÉVOUEMENT.

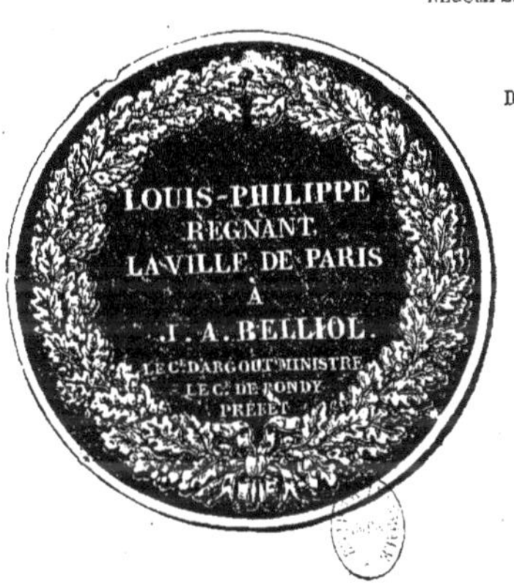

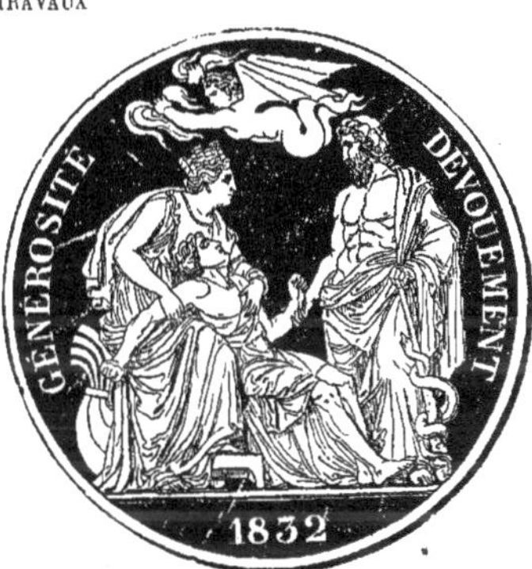

MALADIES
DES FEMMES

TRAITÉ DES MALADIES UTÉRINES

Inflammation chronique
cancéreuse et ulcéreuse de l'utérus.
De l'abaissement et du développement de cet organe, cause fréquente
des Maladies nerveuses, des Palpitations,
de la Chlorose, de l'Anémie, de la Faiblesse et de la Maigreur.
Des maladies de la Tête, des Poumons, du Cœur, du Foie, de l'Estomac,
des Intestins, des Reins et de la Vessie.
Des Hémorrhoïdes et de la Constipation. — Des Maladies syphilitiques.
Des Dartres, des Scrofules, et de la Stérilité,

PAR

LE DOCTEUR BELLIOL

DES FACULTÉS DE MÉDECINE DE PARIS ET DE MONTPELLIER

PRÉCÉDÉ

Du rapport d'une Commission médicale constatant l'efficacité d'un traitement végétal, dépuratif,
rafraichissant, anti-nerveux,
pour combattre les maladies chroniques, humorales, inflammatoires et nerveuses

QUATRIÈME ÉDITION

PARIS

E. DENTU, LIBRAIRE-ÉDITEUR

PALAIS-ROYAL, 15, GALERIE D'ORLÉANS
Et chez l'auteur, rue des Bons-Enfants, 30

1858

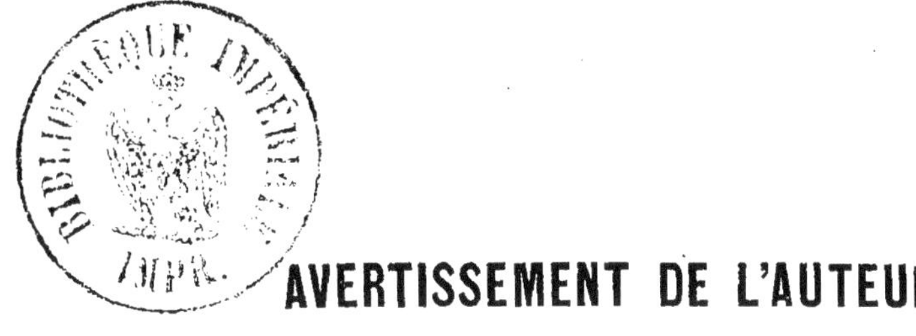

AVERTISSEMENT DE L'AUTEUR

Les malades peuvent suivre mon traitement à quelque distance qu'ils se trouvent : même par correspondance il ne perd rien de son efficacité, et j'obtiens journellement par cette voie les succès les plus inespérés dans des maladies qui avaient résisté à tous les traitements. — Lorsqu'il y a stérilité à combattre ou qu'il existe une affection très-grave de l'utérus, un voyage à Paris devient alors indispensable, à moins que la malade ne soit obligée de garder forcément le repos.

Pour recueillir de la nouvelle méthode, fruit d'une longue expérience, tous les avantages qu'on a droit d'en espérer, il est très-important de lire attentivement l'exposé de la maladie dont on est atteint, et de répondre aux diverses questions que j'ai posées à la fin de cette brochure, page 115.

Une fois instruit de la position de la malade, je lui fais parvenir une consultation clairement rédigée qui lui indique la marche à suivre, tant sous le rapport des médicaments à employer que sur le régime à observer ; en même temps, qu'une correspondance, suivie jusqu'à complète guérison, la dirige dans les modifications que diverses circonstances peuvent faire subir au traitement. Je déclare ici que je ne fonde du succès que sur les médicaments dont j'indique moi-même l'emploi, soit verbalement, soit par correspondance.

Je désavoue tout prétendu dépositaire de médicaments préparés d'après ma méthode, attendu qu'une prescription spéciale est rédigée pour chaque malade après un scrupuleux examen de sa position. Aussi, je ne saurais trop prévenir les malades que des pharmaciens de la province, de l'étranger et même de Paris, sans aucune *prescription de moi*, se disent faussement possesseurs de mes formules, et, trompant ainsi la confiance des malades qui ont foi en ma méthode, en mon expérience, délivrent des médicaments qui, n'ayant pas le moindre rapport avec ceux que je prescris ordinairement, demeurent par conséquent sans efficacité.

Si l'on veut bien y réfléchir, on comprendra aisément qu'il est incontestablement impossible que les diverses préparations journellement prônées par les journaux, et qu'on achète sans ordonnance dans toutes les pharmacies, puissent amener une guérison, puisqu'elles s'appliquent indistinctement à tout le monde, sans égard à l'âge, au tempérament des malades et aux causes qui ont développé la maladie. Des faits nombreux d'ailleurs ne prouvent-ils pas le danger qu'il y a à user d'un médicament sans savoir si les circonstances en permettent l'emploi?

Qu'on sache donc bien que, s'il est important qu'un médicament soit consciencieusement préparé, il ne l'est pas moins qu'il soit dosé et administré par une main habile; sans ces deux conditions, il n'y a pas de succès possible.

Le traitement auquel je soumets les malades est d'un emploi simple et facile, et, chose très-importante, il peut être employé secrètement.

Le docteur BELLIOL donne tous les jours ses consultations, de 8 à 10 heures du matin, et de midi à 2 heures,

RUE DES BONS-ENFANTS, 30, A PARIS, près le Palais-Royal.

Toutes les lettres qui lui sont adressées doivent être affranchies.

RAPPORT D'UNE COMMISSION

DE QUATRE DOCTEURS DE LA FACULTÉ DE MÉDECINE DE PARIS,
SUR LA NOUVELLE MÉTHODE VÉGÉTALE,
DÉPURATIVE ET RAFRAÎCHISSANTE DU DOCTEUR BELLIOL.

Appelés à prendre des renseignements sur la méthode végétale que le docteur Belliol emploie dans le traitement des dartres, des écrouelles, des maladies vénériennes et des diverses affections chroniques humorales qui attaquent nos organes, nous avons suivi, pendant deux années consécutives, un très-grand nombre d'expériences qui nous ont permis d'établir notre jugement sur un procédé médical qui mérite de fixer vivement l'attention des médecins. Des faits dont nous avons été les témoins, il nous est permis de tirer les conclusions suivantes, et qui sont dignes du plus haut intérêt :

1° Qu'on ne peut mettre en doute l'efficacité de ce traitement dépuratif, attendu qu'un très-grand nombre de malades, affectés de vives démangeaisons et de dartres fort graves, puisqu'elles envahissaient toute l'étendue de la peau, ont été radicalement guéris. Nous avons vu des malades, dans l'état le plus déplorable par suite de dartres rongeantes, anciennes et héréditaires, guérir dans un temps fort court, lors même qu'elles occupaient des parties délicates, tel que le visage; qu'elles étaient profondes et qu'elles dégageaient avec une odeur insupportable une matière purulente très-corrosive. Des écoulements dartreux des oreilles, du nez, des paupières, ont cédé très-promptement à l'emploi de la *poudre végétale* : c'est sous cette forme que le dépuratif du docteur Belliol est administré.

2° En quelques mois, et par ce moyen, des malades, affectés d'écrouelles, ont été entièrement guéris; cependant ils portaient les affections les plus graves; les uns avaient toutes les glandes du cou engorgées, bleuâtres et en suppuration; d'autres avaient les paupières, les narines, les lèvres gonflées, gorgées d'humeur. Chez d'autres, le vice écrouelleux avait attaqué les os, les articulations; l'épine dorsale était fortement recourbée, tordue; les jambes, incapables de supporter le poids du corps par la détérioration du système osseux, avaient affecté les directions les plus vicieuses. Des dégradations épouvantables, d'horribles mutilations, dues au vice écrouelleux, se sont complétement effacées sous l'influence de ce puissant dépuratif.

3° Des maladies vénériennes anciennes et rebelles à tous les traitements, se manifestant, soit par un suintement habituel, soit par des bubons, ou par des boutons ou des ulcérations paraissant et disparaissant à certains intervalles, ont été radicalement guéries par ce dépuratif. Des plaies profondes, des dégénérations cancéreuses, des excroissances d'une grande étendue, se sont effacées sous l'influence de ce moyen, lorsqu'elles avaient résisté à tous les médicaments employés en pareil cas, et qu'elles avaient été exagérées par des préparations mercurielles.

4° Nous avons suivi, avec un intérêt tout particulier, l'emploi de cette poudre dépurative dans le traitement de diverses affections chroniques de nature humorale. Des maladies des yeux, des oreilles, se sont promptement améliorées par ce moyen. Nous avons vu des malades crachant le pus, et arrivés à un grand degré de maigreur, recouvrer en moins de six mois une santé florissante. Des hydropiques, réputés incurables, ayant subi plusieurs fois la ponction, très-affaiblis par de longues douleurs, portant un teint jaune et safrané, ont été soulagés en quelques jours et guéris en peu de mois. Des constipations opiniâtres, des irritations d'entrailles, des maladies laiteuses, des pâles couleurs, des hémorrhoïdes, des affections cancéreuses du sein, de la matrice, se sont dissipées d'une manière miraculeuse sous l'influence de ce dépuratif. La facilité avec laquelle il résout divers principes acrimonieux qui irritent le système nerveux nous explique son efficacité dans le traitement des maladies vaporeuses, mélancoliques, hypocondriaques et hystériques. En un mot, cette méthode s'est montrée d'une énergique efficacité, toutes les fois qu'il a fallu combattre un vice humoral, soit dartreux, écrouelleux, galeux, vénérien, scorbutique, bileux, rhumatismal ou glaireux.

5° C'est sous forme de poudre, comme nous l'avons déjà dit, que le nouveau dépuratif est administré. Soumis à l'analyse chimique, nous avons constaté que cette poudre était végétale, et qu'elle ne contenait pas un *atome de mercure*. Elle est composée de l'extrait le plus pur des végétaux dépuratifs. Elle contient des substances gommeuses rafraîchissantes, qui produisent les plus heureux effets dans toutes ces maladies humorales, qui sont toujours accompagnées d'une certaine irritation. Il entre dans sa composition des substances qui poussent à la peau et aux urines, deux voies par lesquelles notre économie tend à se débarrasser des principes acrimonieux qui la tourmentent.

6° Nous avons constaté qu'elle convient aux personnes les plus débiles ; les enfants fort glaireux de leur nature et les vieillards chez lesquels les fonctions de la peau et de la vessie ne s'opèrent qu'imparfaitement, en retirent d'heureux effets. Comme ce médicament est préparé d'après les principes de la doctrine physiologique, il doit se montrer précieux toutes les fois qu'il y a un principe acrimonieux à détruire, et inflammation à combattre.

7° Le docteur Belliol, étranger à tout esprit de système, n'a pas prétendu que la poudre végétale, qui fait la base de son traitement, pût seule suffire pour obtenir la cure des affections multipliées qui assiégent notre économie ; il a senti qu'il fallait des moyens accessoires, soit pour abréger la durée d'une maladie, soit pour aider à sa guérison ; aussi use-t-il, lorsque les circonstances l'exigent, d'un purgatif qui est d'un emploi facile, et d'une pommade destinée aux personnes affectées de dartres, d'écrouelles ou de douleurs. Il a senti comme nous, que, pour qu'une méthode soit toujours efficace, elle ne doit pas reposer sur un moyen exclusif, et qu'il est nécessaire qu'elle puisse se modifier de manière à s'adapter à l'âge, au tempérament et aux habitudes de chaque individu.

8° Les bornes de ce rapport ne nous permettent pas de transcrire ici une multitude d'observations qui offrent un très-grand intérêt ; nous avons dû, en quelque sorte, ne nous élever qu'à des données générales, et constater, aussi succinctement que possible, les succès de la nouvelle méthode végétale, dépurative, et ses heureux effets sur l'économie malade. D'ailleurs, le baron Alibert, médecin en chef de l'hôpital Saint-Louis, n'a-t-il pas déjà, depuis plusieurs années, signalé dans son bel ouvrage de *Matière médicale*, les brillants succès obtenus par le docteur Belliol, dans le traitement de toutes ces diverses maladies de la lymphe.

Enfin, nous le disons hautement, le docteur Belliol a fait faire un pas immense à l'art de guérir, en portant le traitement des dartres, des écrouelles, de la syphilis et des maladies chroniques au plus haut degré de perfection. Nous avons l'honneur de proposer à l'Académie royale de médecine et à l'Institut de France de donner leur approbation aux recherches de ce médecin distingué, dont les travaux se montrent si profitables à l'humanité souffrante, et qui vient d'acquérir de nouveaux titres à l'estime publique, car il est un des médecins auxquels la ville de Paris, reconnaissante, vient de décerner une médaillle d'honneur, pour le dévouement qu'il a manifesté pendant l'épidémie qui a désolé notre cité.

Avons signé le présent rapport,

MORIN, de la Faculté de médecine de Paris, membre de la Société médicale d'émulation et de celle de Louvain, *Rapporteur*.

VIGREUX, de la Faculté de médecine de Paris, médecin-accoucheur.

PERBOST DE SAINT-GODENS, de la Faculté de médecine de Paris, membre de plusieurs Sociétés nationales et étrangères.

ROBERT, de la Faculté de médecine de Paris, membre de la Société de médecine pratique, médecin honoraire de la cour de S. M. le roi de Suède.

Paris, le 2 mars 1833.

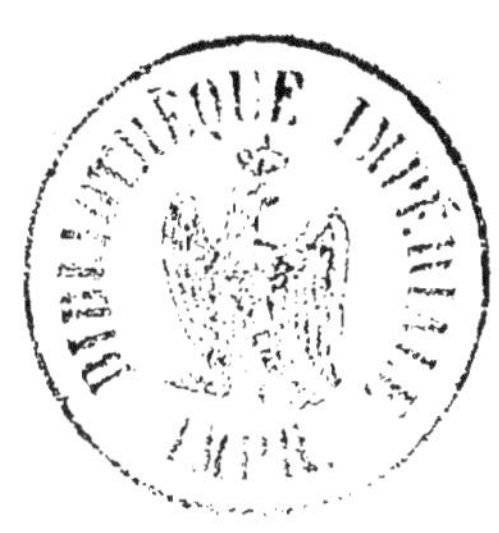

PRÉFACE

Si les traitements ordinaires des inflammations chroniques de l'utérus sont le plus souvent inefficaces, cela tient à ce qu'on ne considère le plus souvent ces affections que comme purement locales, tandis qu'elles ne sont fréquemment que l'expression d'une diathèse dartreuse, scrofuleuse ou syphilitique. — Loin que je veuille méconnaître que ces affections puissent être souvent locales et indépendantes de ces dispositions générales de l'économie dont je viens de parler, cependant ce n'est souvent que sous l'influence d'une médication interne appropriée qu'il est possible de les guérir, lors même qu'un traitement local devient indispensable.

Ce sont particulièrement les chirurgiens qui sont en possession de traiter les maladies de l'utérus, et c'est justement cette circonstance qui peut expliquer le peu de succès qu'ils obtiennent. — Habitués qu'ils sont à ne voir jamais un organe malade que comme complétement isolé du reste de l'économie, oubliant cette grande loi physiologique qui fait que tous les organes sympathisent entre eux, qu'ils sont solidaires les uns des autres, et que ce *consensus*, signalé depuis Hippocrate, forme le caractère spécifique de notre organisation, il s'ensuit qu'ils ne comptent sur la guérison d'une maladie chronique de la matrice qu'à cette condition de n'agir que localement, de pratiquer des cautérisations incessantes qui font fréquemment passer des inflammations chroniques à l'état cancéreux, en surexcitant continuellement ces parties déjà trop en proie à une dévorante et profonde irritation.

Mais on ne se borne pas seulement à cautériser le col de l'utérus par les préparations les plus violentes, les chirurgiens qui s'occupent spécialement des maladies de la matrice vont jusqu'à y appliquer le *fer rouge*, procédé que je blâme hautement, parce que, loin de guérir, il développe le plus souvent des péritonites aiguës, ou inflammations du bas-ventre, qui emportent rapidement les malades soumises à cette violente épreuve. — D'autres plus audacieux encore vont, pourrait-on le croire? jusqu'à extirper certaines portions du col de l'utérus, et, employant le *redresseur* dans les déviations de cet organe, procédé mécanique justement condamné par l'Académie impériale de Médecine, ils déterminent des pertes de sang et l'engorgement cancéreux du col de la matrice.

Sans doute qu'il est des ulcérations qui doivent être cautérisées; mais c'est avec une très-grande modération qu'il faut procéder, et bannir surtout l'emploi du *fer rouge*, incertain dans son application, désastreux dans ses résultats. — Mais à peine une femme se plaint-elle de la moindre douleur dans le bassin, qu'aussitôt on la déclare, et souvent faussement, atteinte d'une affection qui nécessite la cautérisation, et une maladie qui eût été sans importance traitée par des moyens simples, acquiert bientôt ainsi, par un jugement erroné, une grande gravité. — Si les méthodes ordinaires n'obtiennent pas d'heureux résultats, c'est que, préférant les moyens locaux violents, on néglige à tort les médications intérieures générales, bien préférables, à mon avis, à toutes les autres, lorsqu'elles sont secondées par le repos et le régime.

J'estime donc que ce sont les médecins qui peuvent, dans le plus grand nombre des cas, et préférablement aux chirurgiens, pour lesquels opérer est toujours une impérieuse nécessité, s'occuper avec plus de succès du traitement des affections chroniques de l'utérus. Ils apprécient beaucoup mieux l'origine de ces maladies, les sources diverses qui peuvent les fomenter, et savent beaucoup mieux trouver dans la thérapeutique des ressources inespérées. — Loin de moi la pensée de méconnaître toute la supériorité des hommes qui ont porté à un si haut degré la chirurgie française, mais les maladies de l'utérus ne sont-elles pas plutôt du domaine de la médecine que de la chirurgie ?

Une longue pratique dans l'art de guérir, le souvenir de mes premiers pas dans la carrière des accouchements, l'étude continuelle des maladies chroniques de l'utérus qui jettent tant d'amertume sur la vie des femmes, ont élargi l'horizon de mes investigations médicales, et ma méthode, sanctionnée par un rapport médical, justifie sa raison d'être par des succès, là où les méthodes ordinaires demeurent impuissantes.

La stérilité, cette impuissance de la femme à remplir le rôle si élevé que la nature lui a destiné, a été de ma part l'objet d'une étude approfondie. — Les observations que j'ai rapportées démontrent qu'elle n'est pas incurable, puisque des femmes après de longues années ont pu devenir mères. Plus d'une fois la science, pénétrant les mystères les plus merveilleux de la reproduction, a su rétablir ses lois un instant égarées.

Il n'est pas un système de l'économie qui ne soit subordonné à l'influence de l'utérus. Cet organe plane de toute son importance sur la vie physique et morale des femmes. Il ne saurait être atteint sans que bientôt le cerveau, les poumons, le foie, le canal digestif, ne deviennent l'écho de leurs souffrances, et c'est à ce titre que j'ai dû retracer succinctement les troubles si divers qui atteignent leurs fonctions. Et comme alors tous ces organes primordialement malades vont presque toujours troubler les fonctions de la matrice, il s'ensuit que cette chaîne de douleurs, qui rend chez la femme toutes les parties de son organisation solidaires les unes des autres, devait tout naturellement appeler nos méditations.

Et puis, retraçant cette grande et importante époque qui marque la vie de la femme si généralement appelée *âge critique*, pour témoigner des dangers qui planent sur sa tête au moment si redouté où cesse la menstruation, j'ai dû retracer les affections nombreuses qui viennent attrister sa vie. — J'ai parlé de la syphilis qui, souvent introduite dans le sein de la femme, même à son insu et aux beaux jours de son existence, éclate au déclin de sa vie avec d'effroyables symptômes. — J'ai également retracé les déplorables effets de l'affection dartreuse envahissant quelquefois généralement toute l'étendue de la peau, maladie redoutable qui soumet la femme à des tortures cruelles, la dégrade au physique et jette souvent sur son visage un masque aussi hideux que repoussant.

Telles sont les matières que j'ai traitées dans cet opuscule où j'ai recherché une extrême concision. — J'ai exposé, du moins je le pense, avec plus de méthode et de clarté le traitement qui convient à chacune des maladies dont j'ai parlé, que je n'ai fait la peinture fidèle de la femme, et de la femme nerveuse surtout! Vouloir retracer ses qualités physiques et morales, les caprices aimables de son esprit, les lois mystérieuses de sa sensibilité, me paraîtrait une tâche bien au-dessus de mes forces, et aussi difficile, je l'avoue, que de vouloir fixer un mobile nuage, un son fugitif ou les flots inconstants de l'Océan!

MALADIES DES FEMMES

PREMIÈRE PARTIE

DE LA FEMME

« Partager la peine et le plaisir de l'homme dont elle est la tendre et
fidèle compagne, lui donner pour successeurs et pour héritiers des enfants qu'elle conçoit et porte neuf mois dans son sein, pour les nourrir
encore de son lait après leur naissance : telles sont les nobles attribu-
tions de la femme, et les importantes fonctions qu'elle est destinée à
remplir sur la terre. Ce n'est donc pas sans raison que cet être sensible,
et pour ainsi dire créateur de notre espèce, a fixé de tout temps l'attention du naturaliste, commandé l'admiration du philosophe, et excité
l'enthousiasme du poëte. Mais si le sexe a de quoi nous intéresser sous
le double rapport de la société qu'il embellit, et de la génération à
laquelle il a tant de part, quel sujet de tristesse et de méditation n'offre-
t-il pas à l'âme compatissante qui envisage les dangers dont il est en-
vironné aux différentes époques de la vie !

« La femme est à peine sortie de l'enfance, ce temps de faiblesse et de
pleurs, à peine commence-t-elle à connaître le prix de la santé, à
briller des charmes de la jeunesse et à goûter les plaisirs si naturels à
cet âge, qu'elle se voit menacée chaque mois de perdre tous ces précieux
avantages. Devient-elle mère, autre source d'alarmes et de douleurs,
incertitude de la conception, fardeau plus ou moins incommode de la
grossesse, travail de l'enfantement, suite des couches, soins de l'allaite-
ment et de l'éducation ; quel enchaînement de circonstances capables

2

d'influer sur la santé de la femme! de combien d'épreuves, de fatigues et d'angoisses ne payera-t-elle pas les douceurs de la maternité! Enfin, arrivée à cette époque de la vie qu'on appelle si justement l'âge critique, elle ne peut cesser d'être sujette au flux périodique des règles, sans être en butte à de nouveaux orages. Fallait-il donc qu'avec de si brillantes prérogatives, la plus belle et la plus intéressante moitié de l'espèce humaine fût asservie à tant de misères! Fallait-il qu'elle ne fût, pour parler le langage d'Hippocrate, qu'un foyer d'infirmités et de douleurs! »

Ce qui nous frappe d'abord chez la femme, c'est sa constitution fragile et délicate, c'est la beauté et l'élégance de ses proportions, ce sont ses formes gracieuses et arrondies. A la voir si fraîche et si belle, on la croirait volontiers, charmante fleur, faite tout au plus pour briller doucement sur le parterre de la vie ; et pourtant, livrée sans défense à tous les écueils et à tous les genres de périls, elle connaît tous nos maux, et il y en a qui ne sont faits que pour elle, comme si la nature, en créant des êtres aussi sensibles, s'était plus vivement préoccupée de leur charme que de leur durée, de nos plaisirs que de leur bonheur.

Enfants égaux de la nature, assujettis aux mêmes besoins et confondus tout d'abord dans les mêmes jeux, l'homme et la femme ne diffèrent guère l'un de l'autre dans les premières années de leur vie ; on retrouve chez eux la même flexibilité d'organes, la même tournure, le même son de voix et la même insouciance ; tous les deux aussi nous offrent le spectacle intéressant et touchant de l'innocence unie à la faiblesse; enfin, naïvement indifférents l'un pour l'autre durant ce premier essai de la vie, rien ne révèle encore chez eux ou ne fait soupçonner cette communauté délicate de désirs et de besoins qui établira plus tard, dans leur commerce, des rapports si nombreux, si intimes et si doux.

Cet état n'est pas de longue durée; il s'affaiblit insensiblement, il s'efface à mesure que ces deux êtres encore imparfaits se lancent dans la vie et s'y élèvent; la puberté commence, elle agrandit la sphère de leurs besoins réciproques; en un instant, elle ouvre devant eux un champ immense de rapports qui deviennent l'objet d'une nouvelle et brillante existence. Pendant cette mélancolique saison de douleur et d'amour, la jeune fille, naguère enfant agaçante et folâtre, devient tout à coup triste et rêveuse; elle s'inquiète, elle soupire, elle pleure ou elle rit tour à tour, le moindre bruit la tourmente ou l'impatiente, tout la surprend et tout l'émeut, elle ne sait ce qui se passe en elle, et chaque jour apporte encore de nouvelles épreuves et d'autres doutes. En vain elle s'examine en silence, en vain elle s'interroge ou elle s'écoute, toute sa pénétration est en défaut ; il n'y a que la présence d'un être de son espèce, mais d'un sexe différent, qui puisse, sans le lui dire, lui faire connaître ou plutôt lui laisser deviner le secret de ses ennuis, la source mystérieuse de ses tourments et de ses pudiques embarras. Enfin, après bien des combats, la nature satisfaite arrive en aide à l'innocente victime, une crise se prépare, bientôt elle éclate, et la jeune fille, devenue à son tour tributaire souffreteuse d'une nouvelle et importante fonction, sent chaque jour diminuer ses inquiétudes et ses douleurs à mesure que l'appareil merveilleux auquel le gage de la génération future vient d'être confié prend lui-même plus d'extension et plus de force. A dater de ce moment, tout rentre dans l'ordre, la révolution est accomplie, et celle qui en était l'objet, devenue alors femme tout à fait, jouit à ce titre de la plénitude de ses facultés et de son existence.

La puberté est aussi pour l'homme un temps de changements profonds et variés, sous le rapport physique et moral, tandis que la femme n'est point modifiée au même degré par les mouvements de la puberté ; elle conserve toute sa vie quelque chose du tempérament propre aux enfants, et l'on retrouve toujours chez elle l'attribut de la grâce et de la beauté. Cependant ainsi que nous l'avons dit, un nouvel ordre de fonctions se coordonne et s'établit, et avec lui surgissent d'autres rapports physiques et moraux, qui deviennent pour elle une nouvelle source de plaisirs et de besoins, pour nous un attrait puissant auquel nous ne savons guère résister longtemps.

Ce qui distingue les femmes des hommes au point de vue physiologique, c'est une tendance particulière à certaines affections nerveuses, qui font naître elles-mêmes des sympathies extraordinaires ; c'est une prédisposition originelle aux congestions et aux hémorrhagies, enfin, c'est une action spéciale du système utérin sur le reste de l'organisation, pouvant donner lieu à l'hystérie, ou, du moins, imprimant le cachet de cette terrible affection à la plupart des maladies qui l'atteignent et qui se présentent alors avec des phénomènes éminemment nerveux.

Ce qui distingue les femmes par-dessus tout, ce sont leurs qualités et leurs vertus ; elles en trouvent le premier germe dans leur conscience et dans leur âme, mais toutes ces vertus s'accroissent et s'affermissent par l'éducation et par le bon exemple. Timide et sans appui, la jeune fille s'attache d'abord à sa mère, c'est près d'elle qu'elle se réfugie et se console. Plus tard, elle répand avec un goût et une grâce admirable tout ce qu'elle a amassé et conquis dans ce commerce délicieux de deux âmes qui ne se touchent que pour se confondre. Elle se fait amie pieuse et dévouée ; par malheur, elle paye presque toujours trop cher les premiers élans de la vie. Femme, devient-elle mère, solitaire et livrée pour ainsi dire à ses propres ressources, elle n'a plus de jouissances que dans l'accomplissement de ses devoirs ; c'est dans sa propre famille qu'elle trouve ses plus doux plaisirs, c'est au berceau de son enfant qu'elle est émue et qu'elle respire. Si son courage grandit avec les dangers qui menacent son enfant, son dévoûement comme épouse n'en est ni moins complet ni moins admirable.

Personne ne comprend aussi délicatement et ne sent mieux que la femme cette union sainte et presque divine que l'on nomme amitié. La bienfaisance, qui est pour elle une affaire capitale, est peut-être un peu moins éclairée que chez l'homme ; mais, en revanche, elle est plus douce et surtout plus active. C'est ainsi que la femme a presque toujours agi ou secouru, lorsque l'homme, absorbé et recueilli, raisonne encore et délibère. Enfin l'amour est de toutes les passions celle que la femme éprouve avec plus de vivacité et de profondeur, et celle qu'elle exprime avec le plus de force et d'éloquence. Pour elle, l'amour, c'est le plaisir, c'est le bien suprême, c'est le commencement et la fin de l'existence, c'est la vie tout entière.

Il est certain que les femmes ne portent pas si loin que nous l'amour de la patrie, ni même celui de l'humanité, cette espèce de sentiment abstrait qui s'étend sur les nations et sur les siècles. Mais, au lieu de nous en plaindre, nous devrions plutôt rendre grâce à la Providence qui a voulu que les femmes n'égarassent point leur tendresse et leur amour ; nous devrions même la remercier d'avoir permis qu'elles concentrassent autour d'elles toutes leurs affections, car, sans cette haute prévoyance de la nature, il n'y aurait plus sur la terre de douces illusions, et avec elles disparaîtraient encore tous les liens qui attachent si fortement les femmes à celui qu'elles ont distingué, qu'elles le préfèrent à toute une nation, que l'univers pour elles est le petit coin qu'il habite, et qu'un jour passé ensemble, au sein de l'amitié, lui paraît plus doux et plus complet que de longues années sans lui et loin de lui.

Quelques esprits chagrins et moroses ont cru pouvoir reprocher aux femmes leur faiblesse, leur sensibilité, et surtout leur inconstance. Ignorent-ils que ce sont là les effets inévitables de leur organisation si délicate ? il suffit d'ailleurs de réfléchir un instant aux vicissitudes nombreuses auxquelles la femme est condamnée, et de se rappeler qu'elle ne s'avance réellement dans la vie qu'à travers les révolutions, pour se convaincre qu'une constitution frêle et mobile était vraiment la seule qui pût, faible roseau, plier sans se rompre devant tant d'orages accumulés, devant tant de dangers et de commotions diverses.

La religion, cette autre façon d'aimer, est pour la plupart des femmes une source de pieuses jouissances et un doux refuge ; timides et confiantes, elles s'y élancent comme dans un autre monde, et elles s'attachent avec d'autant plus d'ardeur aux saints devoirs qu'elle impose, qu'elles trouvent dans leur accomplissement des émotions et un bonheur qu'elles rencontreraient difficilement et rarement autour d'elles dans les prétendus plaisirs que la société leur permet. Il faut voir aussi comme elles recherchent le recueillement et la retraite. Ce pieux silence où elles confient à l'Être suprème et leurs inquiétudes et leurs désirs ; prosternées au pied des autels, pures, elles jouissent de leur vertu, victimes, elles jouissent de leur défaite, et elles trouvent de vives consolations et de nouvelles extases jusque dans l'attendrissement et la joie solitaire que leur procure le souvenir de quelques faiblesses qui leur reviennent toujours fugitives et douces comme des parfums lointains.

Mais c'est surtout dans le commerce de la vie, de la vie, ce rêve d'une ombre, selon l'expression poétique de Pindare, c'est surtout au sein de la société que les femmes brillent de toutes leurs qualités et de tout leur éclat ; c'est leur vrai domaine, c'est leur empire, et là nous sommes bien forcés de reconnaître toute leur supériorité et même de leur remettre le sceptre des vertus sociales qui se briserait si vite dans nos mains inhabiles. A elles tous les genres de gracieusetés, cette politesse distinguée qui tient de la bienveillance et qui, si elle n'est point la vertu, en est du moins l'image ou l'heureux mensonge.

Condorcet prétendait que les femmes pouvaient aussi bien que nous diriger le timon des affaires ; Saint-Lambert les condamnait au contraire, à d'éternelles frivolités ; tous les deux, selon nous, ont beaucoup trop abusé de leur opinion. Néanmoins, comme il ne nous appartient guère de nous prononcer contre deux autorités aussi respectables, nous nous contenterons de dire, entre les détracteurs et les adorateurs passionnés des femmes, qu'elles ne briguent nullement des faveurs qui n'ajouteraient rien à l'éclat dont elles jouissent, mais qu'elles se piquent à bon droit d'être partout où la douleur s'exhale, partout où le chagrin murmure, partout enfin où la misère les convie ou les appelle. Et d'ailleurs, en admettant que les femmes ne fussent pas aussi capables que nous de diriger les hautes affaires, il n'y aurait peut-être pas tant à s'en étonner, car il y a des qualités et des fonctions qui s'excluent, et ce n'est pas la main qui verse les parfums qui manie le fer et fait sauter la mine.

Ici se terminent nos considérations générales sur la femme. Je me suis inspiré des travaux de Capuron, de Roussel, de Virey et de M. Auber pour retracer la fidèle peinture des caractères physiques et moraux qui distinguent sa nature. Il m'a semblé que ces considérations étaient en quelque sorte l'exorde obligé de tout ce que je vais dire des maux qui tourmentent la femme, la préface de ce drame douloureux que je vais dérouler et qui est bien la sombre image de leur vie.

DE LA FEMME NERVEUSE [1].

Un célèbre médecin du dernier siècle a dit avec autant d'esprit que de vérité : « Le protée dans ses métamorphoses et le caméléon sous ses différentes couleurs n'expriment encore que faiblement la variété et la bizarrerie des affections nerveuses. » Eh bien, ce que Pomme a dit des maladies nerveuses [2] en général, on peut, par une extension aussi philosophique que naturelle, l'appliquer également aux personnes atteintes de ces tristes affections; car, par les mille variations de leur sort et de leur santé, elles semblent en quelque sorte constituer une espèce à part, ajoutée par la souffrance à la grande famille du genre humain.

En effet, tout ce que la nature enfante de singulier ou de bizarre, tout ce qu'elle fait en dehors du cours ordinaire de ses lois; tout ce que l'imagination vivement impressionnée peut inventer et produire, tout cela se voit et se retrouve dans l'histoire ou plutôt dans la vie dramatique des personnes nerveuses. Qu'est-ce donc qu'une femme nerveuse? — Nous appelons nerveuses toutes les femmes dont la santé, en souffrance et toujours menacée, présente à la fois le double caractère de l'irritabilité et de la douleur, offrant par intervalles, en quelque sorte par éclairs, des groupes variés de phénomènes, tantôt permanents, le plus souvent fugitifs, dont l'ensemble ou la succession brusque et insolite, dénote, à un degré plus ou moins marqué, l'altération ou le trouble des organes nerveux et de leur système.

Nous excluons au contraire de cette catégorie les femmes qui présentent le cachet propre au tempérament nerveux, porté même au plus haut degré, si cet état nerveux se montre compatible avec la santé ordinaire, bien qu'au fond nous reconnaissons avec tout le monde que le tempérament nerveux prédispose essentiellement aux affections nerveuses, et qu'il en est en quelque sorte la source.

[1] Auber, *De la femme nerveuse.*
[2] Pomme, *Des maladies nerveuses.*

En d'autres termes, la femme nerveuse est celle qui, sans être ni malade ni bien portante, éprouve cependant une manière d'être et de sentir qui la fait participer à ces deux états opposés, et qui la jette d'un moment à l'autre et presque toujours brusquement dans un véritable état morbide marqué par tous les phénomènes propres au désordre du genre nerveux, et pouvant lui-même revêtir très-promptement le caractère des affections les plus graves. Ce serait en vain que nous voudrions donner une peinture plus exacte des femmes nerveuses ; les signes qui les font reconnaître n'ont réellement de constant que leur inconstance, que leur bizarrerie, que leur singularité ; pourtant, entre plusieurs caractères propres aux femmes nerveuses, voici ceux auxquels on les reconnaît ordinairement : elles sont pâles, défaites et languissantes ; leur peau est sèche, froide ou brûlante ; elles ont l'œil abattu ou hagard, timide ou caressant, le teint couvert, la physionomie langoureusement expressive et très-mobile. Il est rare qu'elles n'aient pas quelques tics particuliers ; leur démarche est tantôt nonchalante, tantôt vive, heurtée ou précipitée, elles parlent de tout avec chaleur, avec enthousiasme et même avec une sorte d'exaltation qui tient chez elles à l'exagération du sentiment, ce qui leur donne par moments un air vraiment inspiré.

Tous les genres d'émotions et de passions sont pour elles ; les plus petites choses les impressionnent, les préoccupent ou les irritent ; le moindre bruit, l'odeur la plus légère les impatiente ou les agace ; elles pleurent ou elles rient sans motif ; elles aspirent sans cesse après la tranquillité et le repos, sans pouvoir jamais les atteindre ; ces fleuves, ces eaux, ce ciel et cette douce verdure, tant de prestiges et de merveilles amassées pour tous, sont pour elles au contraire d'éternelles sources d'inquiétudes et d'ennuis, parce que chez elles les soins et les préoccupations de l'avenir compromettent ou empoisonnent toujours les plaisirs ou les illusions du présent.

L'été elles soupirent après l'hiver, l'hiver elles demandent l'été ; puis, ingénieuses à se créer des inquiétudes ou des chagrins, elles rêvent constamment à une fin prochaine et elles meurent tous les jours un peu, par la crainte de mourir une fois tout à fait ; maudissant ainsi jusqu'au dernier moment une existence qui n'est plus pour elles qu'un état d'oscillation fatigante ou plutôt qu'un long frémissement douloureux et convulsif.

Mais d'où viennent tant de tribulations et tant d'épreuves? On peut les considérer très-souvent comme étant les tristes expiations des molles délices de nos modernes Capoues. En effet, presque toutes signalent, comme le résultat et le dernier état de souffrance de l'irritabilité nerveuse agacée, les chagrins, les vices, les excès, la jalousie ou l'ambition rentrées, toutes les passions dévorantes ou haineuses. Cependant hâtons-nous de dire que souvent les affections nerveuses sont la conséquence naturelle d'un désordre organique préalable, et que c'est vers lui qu'il faut diriger ses efforts pour pouvoir en triompher.

Ce serait se montrer peu observateur de ne pas constater qu'il est des femmes qui n'ont aucune des apparences que j'ai signalées, qui offrent au contraire des caractères physiques bien opposés et qui ne sont pas moins douées d'une grande excitabilité nerveuse ; dont les souffrances de tous les jours, de tous les instants, s'exagèrent sous l'empire des plus légères émotions et des plus inappréciables changements de température. J'ai été à même de donner mes soins à des femmes fortes, sanguines, d'une nature en quelque sorte agreste, qui n'en étaient pas moins tourmentées par des maux nerveux qui assombrissaient leur vie. C'est sans doute ici l'exception, mais elle ne saurait être méconnue par le médecin praticien ; il ne faut pas qu'il ignore que la douleur physique, comme l'exaltation morale, peut être l'apanage de la femme des champs comme de celle qui, délicate comme la gaze, s'enivre de parfums.

Au demeurant, une fois tributaires des affections nerveuses, et quelles que soient d'ailleurs les causes qui aient déterminé leur terrible et redoutable explosion, les femmes méritent toujours de fixer notre attention. C'est à une hydre qu'elles ont affaire, et cette hydre ne meurt et ne finit qu'avec elles, si de bonne heure on ne dompte pas par des moyens convenables et efficaces cette étrange susceptibilité nerveuse qui fait un supplice de chaque jour de leur vie.

Nous ne relaterons pas ici la liste formidable des accidents de toute espèce qui livrent à chaque instant les femmes nerveuses à un enfer anticipé, nous nous contenterons d'énumérer les affections les plus ordinaires et les plus communes, attendu que dans un chapitre spécial, intitulé *Maladies nerveuses*, nous avons signalé les formes douloureuses et infiniment variées qu'affecte le système sensible.

Parmi les affections propres aux femmes nerveuses, nous devons citer les spasmes, les vapeurs, les migraines, les coliques atroces, des douleurs névralgiques dans les reins, des palpitations de cœur, des évanouissements instantanés, des fourmillements, des lancements nerveux, vagues et fugitifs dans les membres, des terreurs soudaines, et ces longues insomnies qui ne doublent leur existence que pour doubler la série de leurs maux.

Nous signalerons encore les malaises vagues, les souffrances nerveuses erratiques, les hallucinations et ces éclairs de douleur qui donnent une idée des angoisses de l'agonie, puis le sommeil léthargique, mort vivante, qui a donné lieu à des erreurs si déplorables et à des scènes si déchirantes et si cruelles !

Telle est la moindre partie des maux auxquels les femmes nerveuses sont condamnées ; la liste en est bien courte et pourtant elle est déjà très-effrayante ; puisse-t-elle du moins faire ouvrir les yeux à ces hommes peu sensibles qui ne craignent pas de mêler le venin de l'ironie aux plaies déjà trop vives de quelques pauvres femmes qui ne sont en réalité que les victimes de leur tempérament et les martyres de nos institutions sociales !

Maladies de matrice.

Hippocrate a dit que la femme était *toute maladie à cause de la matrice*. Ce grand homme a renfermé dans cette pensée tout ce qu'on peut dire touchant la suprématie dont cet organe jouit dans l'économie de la femme. Ces maladies sont graves, douloureuses, et s'élèvent, en quelque sorte, à la hauteur des importantes fonctions qui lui ont été départies par la nature. Il était impossible qu'un organe qui jouit à un si haut degré d'une exquise sensibilité, et qui, par suite de ses rapports sympathiques nombreux, influe sur tous les autres organes de l'économie, comme il en est lui-même influencé, ne fût pas une source fréquente de maladies graves qui sont bien dignes d'appeler les méditations du médecin.

Si les affections de la matrice sont rares aux deux époques extrêmes de la vie, depuis l'enfance jusqu'à la puberté, et durant la vieillesse, c'est parce que cet organe reste inactif durant ces deux époques de la vie, tandis que dans la période moyenne, de quinze à quarante-cinq ans, où il joue un rôle si important, il ressent alors l'atteinte des affections les plus compliquées. C'est en effet à dater de l'âge de la puberté que se développent les troubles de la menstruation et cette série de maladies organiques inflammatoires et nerveuses qui jettent un voile si sombre sur la vie des femmes.

Si les maladies de matrice se présentent sous les formes les plus variées, cependant il est un symptôme qu'on ne manque jamais d'observer : c'est une *douleur locale* plus ou moins grave, intense, qui s'irradie le plus ordinairement vers les reins, le bas-ventre, les aines et la partie supérieure des cuisses. Quelquefois même ces douleurs agaçantes et lourdes se propagent de la hanche jusqu'au pied ; d'autres fois des désordres graves se manifestent dans cet organe sans qu'ils aient pu attirer l'attention des malades. J'ai été à même de voir à Saint-Mandé, village aux environs de Paris, de concert avec le professeur Alibert, une femme dont la matrice était en quelque sorte dévorée par un cancer, quoiqu'elle eût à peine ressenti quelques douleurs légères dans l'organe malade.

Les troubles maladifs de la matrice se manifestent souvent par d'*insupportables démangeaisons* qui non-seulement attaquent les grandes lèvres, mais encore produisent une insomnie continuelle et se propagent même jusque dans les profondeurs de l'organe malade. Les personnes qui portent dans leur sang un principe d'acrimonie dartreuse ou vénérienne ressentent très-fréquemment les symptômes que je viens de signaler.

L'irrégularité dans la menstruation, des douleurs à ses approches, des pertes de sang à des intervalles irréguliers, des écoulements glaireux, verdâtres, jaunâtres, rougeâtres, portant quelquefois une extrême fétidité, décèlent encore un trouble maladif de la matrice.

D'autres fois une tumeur notable, et que décèle le toucher et même la vue, indique d'une manière évidente l'engorgement chronique de l'utérus ou de ses annexes, telles que l'ovaire par exemple.

Aux maladies de matrice se lient d'autres affections importantes : ou l'on urine avec difficulté, ou bien on urine à chaque instant. La malade est constipée et des pesanteurs occasionnées par des descentes de matrice sont encore le plus souvent des phénomènes qu'elle éprouve.

Ainsi que je l'ai déjà dit, la matrice réagit sympathiquement sur d'autres organes de l'économie et y produit des troubles considérables. Le cerveau en reçoit même fréquemment des atteintes, et la folie en est quelquefois la triste conséquence.

Les irritations du système nerveux, le dérangement des digestions, doivent fréquemment leur origine aux maladies de matrice. La malade ressent des douleurs au creux de l'estomac, a des vomissements, des douleurs dans les seins, dans les flancs, dans tous les membres, des migraines, des défaillances, des éblouissements, surtout quand elle est debout, qu'elle lève la tête et qu'elle la penche en arrière. Quand elle se couche, tout rentre ordinairement dans le calme. Ajoutez à ces phénomènes si variables des palpitations, des étouffements, de la chaleur qui monte au visage, le refroidissement des extrémités, une susceptibilité extrême de tout le système nerveux, et souvent un pouls fréquent et fiévreux. Le visage est pâle, jaune, tiré, amaigri; les yeux sont cernés; ils ont perdu leur brillant et demeurent sans expression.

Enfin les maladies de la matrice portent les femmes à une noire tristesse; elles sont chagrines, inquiètes; leur abattement moral est extrême; elles craignent de se livrer au moindre mouvement; elles recherchent la solitude et semblent presque devenir étrangères aux douces affections dont elles sont entourées. Toute leur pensée est concentrée sur l'organe malade, et des larmes furtives s'échappent souvent de leurs yeux.

Les causes qui produisent les maladies de matrice sont nombreuses et restent souvent cachées, et c'est souvent dans des organes éloignés qu'il faut aller les chercher. Le travail de l'accouchement quand il est difficile, des *manœuvres coupables*, les suites des couches, l'abus comme la privation des plaisirs sexuels, la masturbation, les maladies vénériennes, des marches forcées, et contrairement une vie molle et inactive, l'abus d'une alimentation trop excitante, l'impression du froid surtout durant la menstruation, l'existence d'un principe dartreux et des peines morales, telles sont les circonstances qui favorisent les *engorgements*, les *ulcérations* de la matrice et tous les phénomènes secondaires qui s'y rattachent habituellement.

S'il est des maladies que les efforts de la nature guérissent, il n'en est pas de même de celles de la matrice : chaque retard qu'on apporte à leur guérison en aggrave les désordres et tend à les rendre incurables.

Si les *engorgements*, les *ulcérations*, les *écoulements*, les *flueurs blanches*, offrent presque une certitude de curabilité, il ne faut pas se dissimuler que les *déplacements de la matrice* offrent généralement une certaine opiniâtreté. Toutefois j'ai, dans quelques cas semblables, obtenu des résultats inespérés. Il faut aussi grandement tenir compte de l'âge, car l'époque critique rend les affections de la matrice sinon incurables, du moins plus difficiles à guérir.

Pour bien apprécier le caractère d'une maladie de matrice, il ne faut pas seulement s'en fier aux symptômes qui la font ordinairement connaître, il faut encore avoir recours au *toucher* et au *speculum*, deux moyens d'exploration indispensables pour bien fixer son diagnostic. La longue habitude que j'ai d'employer le *speculum* me met à même de l'appliquer sans la moindre douleur.

Le traitement que réclament les maladies de la matrice varie autant que les formes diverses qu'elles affectent ; aussi dois-je renvoyer la malade aux divers chapitres qui suivent et qui traitent avec détail de l'*engorgement* et de l'*ulcère de la matrice*, — de la *descente* et de la *déviation* de la matrice, — des *flueurs blanches*, — des *démangeaisons aux parties génitales*, — de la *suppression des règles*, — de l'*abondance des règles*, — des *règles douloureuses*, — de la *chlorose* ou *pâles couleurs*, — de l'*hystérie*, — de l'*avortement* ou *fausse couche*, — des *maladies laiteuses* ou *lait répandu*, — du *cancer du sein*, — de l'*âge critique*, — de la *stérilité*, — des *palpitations de cœur*, — de la *maigreur*.

Engorgement et ulcère de la matrice.

Il y a dans cette maladie ou seulement inflammation lente de la matrice, ou bien endurcissement et engorgement de son tissu, avec ou sans ulcération plus ou moins profonde de son col, qui passe souvent à l'état cancéreux.

Voici comment s'annonce cette maladie. La femme éprouve un sentiment de gêne, de pesanteur et de douleur dans le bas-ventre ; le cours des règles est irrégulier ou interrompu ; il y a quelquefois difficulté d'uriner, douleurs sourdes dans les hanches, dans les aines et les cuisses ; écoulement blanc, muqueux ou sanguinolent, élancements plus ou moins fréquents dans le col de la matrice ; le toucher y fait percevoir une tumeur dure et très-sensible ; les mamelles sont parfois gonflées et douloureuses à mesure que le mal fait des progrès. Tous les symptômes dont je viens de parler deviennent plus intenses ; le col de la matrice, qui n'était qu'endurci, s'ulcère et fournit un écoulement abondant, de plus en plus fétide et contenant des caillots de sang. Quelquefois les pertes de sang deviennent considérables et sont une cause de grand épuisement pour la malade.

Toute l'économie reçoit alors l'impression de l'organe malade : les fonctions digestives sont troublées et presque nulles ; l'embonpoint disparaît ; la peau est d'un jaune sale, molle, blafarde, et semble à peine tenir encore aux chairs ; la tristesse du regard, l'abattement général de la malade, tout annonce une profonde altération dans sa constitution ; la fièvre est continuelle, et la mort vient terminer cette scène de douleurs.

Les causes des engorgements de la matrice et de son ulcère sont toutes les circonstances capables de produire l'inflammation de cet organe, surtout aux époques menstruelles ou à la suite des couches.

Cette maladie peut être produite par des secousses communiquées par des chutes sur les pieds, les genoux ou le bassin ; par l'introduction et le contact de corps étrangers, comme la présence d'un pessaire, la disproportion de la verge, qui, en heurtant fréquemment et avec trop de force le col de la matrice, développe insensiblement son inflammation ; par la distension trop forte que fait éprouver à cet organe le produit de la conception, par un accouchement laborieux, par des manœuvres coupables pour produire l'avortement.

Cette maladie peut être produite par des injections irritantes, par l'usage d'aliments, de boissons ou de condiments échauffants, des médicaments stimulants et qui ont une action spéciale sur l'*utérus*. La suppression des menstrues par suite de l'action du froid, l'abus des plaisirs sexuels, les vices vénériens, écrouelleux, galeux ou dartreux qui se fixent sur le col de la matrice, des flueurs blanches continuelles, produisent encore le développement de cette affection. C'est à l'époque de la cessation des règles, à l'époque de l'*âge critique*, que l'engorgement et l'ulcère de la matrice sont plus fréquents ; et ce sont plus particulièrement les femmes blondes, aux chairs molles et blanches, les femmes délicates et nerveuses qui y sont les plus sujettes.

TRAITEMENT. — La malade sera mise à l'usage de la *poudre végétale* indiquée page 89. En diminuant la consistance du sang, elle est très-apte à résoudre l'inflammation de la matrice. Lorsque la malade n'est pas trop affaiblie, on retire les plus heureux effets de l'application des sangsues sur le col de la matrice, à l'aide du *speculum uteri*. Six, huit, dix sangsues suffisent chaque fois, et, selon les circonstances, on renouvelle leur application. On trouve souvent avantage à les appliquer à l'anus ou à la vulve. Lorsque la malade est d'un tempérament sanguin, qu'elle a encore assez de force, quelques petites saignées du bras la disposent beaucoup mieux à l'application des sangsues ; c'est alors que leur effet est plus salutaire et que le dégorgement de l'organe malade s'opère avec plus de facilité : il va sans dire que la saignée serait désastreuse dans un grand affaiblissement, et que les sangsues seules devraient être appliquées, mais en petit nombre, si elles étaient jugées indispensables.

Lorsque l'organe a été bien dégorgé par des évacuations sanguines, si on a dû y avoir recours, la malade devra prendre concurremment avec la *poudre végétale* la *liqueur fondante* dont j'indique l'emploi page 97. Ce moyen est essentiellement efficace pour dissoudre les duretés, les engorgements qui existent dans le tissu de la matrice.

Si les douleurs sont violentes, qu'elles produisent l'insomnie, une agitation extrême, c'est avec avantage qu'on aura recours à la *liqueur anti-nerveuse* dont je parle page 95. On a recours aux demi-bains émollients et narcotiques faits avec les décoctions de feuilles de mauve, de racine de guimauve, de tête de pavot, de ciguë, de morelle, de jusquiame, et, en même temps, aux injections de même nature et aux lavements adoucissants. On doit user de temps en temps de quelques *pilules toni-purgatives*, dont j'indique l'emploi page 91. En même temps que ces pilules s'opposent à la constipation, assez fréquente chez les femmes atteintes de maladies de matrice, elles produisent un effet dérivatif sur le canal intestinal.

Les dérivatifs extérieurs concourent avantageusement, avec les autres moyens, à favoriser la résolution des engorgements de la matrice. On promène des sinapismes sur la surface extérieure du corps ; on fait porter des vêtements de flanelle à la malade; on pratique des frictions sèches ou animées par quelque liniment alcalin ; on couvre les régions sacro-lombaires de ventouses sèches ou scarifiées, ou l'on applique sur ces parties un large emplâtre de poix de Bourgogne simple ou stibié. Des moxas, des cautères temporaires, des sétons peuvent être aussi établis avec avantage au voisinage du bassin. Si la malade a été autrefois affectée de rhumatisme, de maladie de peau, il est bon d'établir, sur ou près des parties qui en étaient le siège, des exutoires permanents. Ceux-ci conviennent d'ailleurs dans tous les cas pour contre-balancer la tendance aux récidives.

Une *diète sévère* s'est montrée quelquefois utile chez les femmes jeunes, fortes, sanguines. En appauvrissant le sang, en lui enlevant des matériaux trop actifs, propres à entretenir l'excitation anormale de la partie malade, on voit s'en opérer plus facilement le dégorgement. La diète deviendra donc, entre les mains du praticien expérimenté, un moyen précieux contre les engorgements durs de l'utérus. Dans tous les cas d'affection chronique de cet organe, il serait dangereux de soumettre trop brusquement les malades à une diète trop rigoureuse ; il convient de n'y arriver que par gradation. Il faut, du reste, proportionner le régime à l'état général des forces, aux habitudes, au degré d'intensité et de ténacité de la maladie.

Les aliments que l'on permet doivent être choisis parmi les plus doux pour ne point éveiller la stimulation des organes, et en même temps être les moins substantiels et les plus faciles à digérer. Le lait est essentiellement salutaire. On usera de potages légers, tels que l'*aliment indien* dont nous parlons (p. 81), de fruits cuits ou crus, de légumes herbacés, de racines pulpeuses ou charnues, du lait caillé, des œufs frais, du poisson. On permet peu de pain, afin de ne pas augmenter la masse du sang et fomenter l'inflammation ; on remplace le pain par des échaudés. Lorsque la malade est affaiblie, on doit avoir recours à une nourriture plus copieuse et plus fortifiante, et modifier le régime à mesure qu'on avance vers la guérison. La privation de toute boisson fermentée, de toute liqueur alcoolique, ou spiritueuse, ou aromatique, doit être rigoureuse.

Par sa situation dans la partie la plus déclive du ventre, par sa mobilité, par le relâchement de ses ligaments, la matrice se trouve exposée à ressentir, plus que tout autre organe, les secousses et les commotions que produisent la marche, la course, le saut, la danse, les exercices de cheval ou les cahotements d'une voiture mal suspendue, circonstances qui sont une cause fréquente de l'inflammation de matrice ou de son aggravation ; aussi convient-il de prescrire aux femmes un repos absolu dans une position horizontale, et même de tenir le bassin plus élevé que le reste du tronc. Ces précautions ont pour objet de prévenir les congestions sanguines de la matrice; elles sont aussi indiquées dans les cas assez fréquents où cet organe est descendu, et suffisent souvent alors pour le faire remonter. On en obtient donc ce premier avantage, de voir disparaître les sensations pénibles de tiraillements dans les reins et de pesanteur sur le rectum, résultant de la descente de la matrice, ce qui occasionne des constipations opiniâtres qu'on doit combattre par des lavements continuels, ainsi que je l'ai déjà dit.

Comme dans ces affections les malades sont souvent tourmentées par des sensations de chaleur insupportables dans les reins, le siége ou le dos, et que la position couchée tend à produire et à augmenter ces sensations pénibles, on prévient en partie ces inconvénients en couchant les malades sur un sommier de crin et en composant avec de la balle d'avoine le coussin qui doit tenir le bassin élevé. C'est dans ces cas que l'on se trouve bien sur des matelas ou coussins en tissus imperméables aérifères. L'usage d'un hamac nous semble très-convenable en raison des oscillations qui tiennent la malade dans un état permanent de fraîcheur et lui procurent un sommeil salutaire.

Lorsque la malade a été longtemps soumise à l'emploi de la *poudre végétale dépurative*, de la *liqueur fondante* et *antinerveuse*, on devra avoir recours à l'emploi de la *liqueur fortifiante* dont je parle page 96. Elle est employée concurremment avec la *poudre dépurative*, et le régime, ainsi que je l'ai déjà dit, est rendu plus tonique, plus substantiel. C'est alors que la malade doit, avec la plus grande précaution, se livrer à quelques légers exercices. Lorsque la malade commencera à marcher, si elle éprouve quelques pesanteurs dans le bassin, elle devra porter une ceinture élastique, afin de maintenir la matrice et empêcher qu'elle ne s'irrite de nouveau par suite d'un battement continuel.

Enfin, si tous les moyens que nous avons indiqués ne suffisaient pas pour obtenir la guérison, on devrait, s'il existait des ulcérations au col de la matrice, avoir recours à de légères *cautérisations* avec le *nitrate d'argent*. Tout autre moyen plus excitant est toujours nuisible, attendu qu'en irritant le tissu de la matrice on peut développer une affection cancéreuse de cet organe. Quand des femmes malades se présentent à moi après avoir été plusieurs fois cautérisées, je renonce entièrement à ce moyen, qui finirait par devenir désastreux, et je compte davantage alors sur l'emploi des moyens intérieurs pour obtenir une guérison radicale.

Quand le col de la matrice est dur, bosselé, j'emploie avec un avantage marqué une *pommade résolutive* dont je parle page 93. Des frictions opérées matin et soir sur la partie malade, avec le doigt ou un petit tampon de charpie, en ont produit assez promptement le dégorgement, et c'est dans cette circonstance que des injections toniques, astringentes, hâtent la guérison de la maladie.

Ce traitement à employer dans une affection si grave doit subir de nombreuses modifications fondées sur l'âge, le tempérament de la malade, et sur l'ancienneté de la maladie. Les nombreuses guérisons que j'ai opérées dans les cas les plus rebelles m'ont démontré qu'il ne saurait y avoir un traitement absolu et qu'il doit être inspiré par la situation. — J'ajouterai que le peu de succès que les médecins obtiennent généralement en pareil cas tient à ce qu'ils négligent en quelque sorte tout traitement intérieur pour n'employer que des moyens locaux, tels que la cautérisation dont on fait un ridicule et malheureux abus. Croira-t-on que des femmes ont été cautérisées quarante à cinquante fois, et doit-on alors s'étonner que, sous l'influence d'une irritation incessante, la matrice se désorganise et amène une mort inévitable?

Descente et déviation de matrice.

La matrice est un organe très-susceptible de se déplacer, soit dans l'état de vacuité, soit pendant la grossesse. Ce déplacement consiste dans la descente de cet organe dans le vagin, beaucoup au-dessous de sa hauteur habituelle.

On regarde avec raison le relâchement des ligaments de la matrice comme la cause qui prédispose le plus souvent à sa descente et aux directions vicieuses qu'elle affecte ; elle doit aussi être fréquemment attribuée à son état d'inflammation chronique, qui lui donne plus de lourdeur et par cela même favorise son abaissement. On compte en outre, parmi les causes prédisposantes de cette maladie, les fleurs blanches, les accouchements nombreux et difficiles, l'ampleur de la cavité du bassin, la constipation, l'hydropisie du ventre et les tumeurs qui s'y développent souvent, et qui ont pour effet de presser sur le fond de la matrice et de favoriser sa descente. C'est presque toujours sur des femmes qui ont eu des enfants que le déplacement s'observe, bien qu'il ne soit pas sans exemple de le rencontrer chez des femmes qui n'ont pas enfanté et même chez des vierges. L'état de grossesse, en augmentant le poids de la matrice, rend sa chute plus facile.

La descente de la matrice survient ordinairement à l'occasion d'efforts pour soulever de lourds fardeaux, de pressions fortes, d'exercices sur le ventre, de chutes sur les pieds, les genoux ou les fesses, de secousses produites par le cahot d'une voiture, d'efforts pour vomir ou aller à la selle, de toux, d'éternument prolongé, de saut, de danse ; elle peut être produite aussi par l'avortement, par l'abus des purgatifs et par la station prolongée. La maigreur peut encore produire la descente de matrice, parce que plus libre dans le bassin elle peut affecter des directions vicieuses.

Les symptômes offrent quelques différences, suivant le degré auquel est porté le déplacement. Dans le premier degré, celui dans lequel le col de la matrice n'a pas franchi l'entrée du vagin, la vulve, les malades éprouvent des tiraillements dans les reins et les aines, un poids incommode sur le fondement, l'*intestin rectum*, des épreintes; il y a souvent de la constipation, une difficulté plus ou moins grande d'uriner, et presque toujours un écoulement nuancé de diverses couleurs. Il arrive très-souvent que la matrice s'enflamme, s'engorge, ce qui, en augmentant son poids, contribue, ainsi que je l'ai déjà dit, à déterminer sa chute. C'est donc l'inflammation de l'organe qui donne la fièvre et produit le déplacement; et le toucher, en faisant sentir le col de la matrice beaucoup plus bas que dans l'état naturel, ne permet aucun doute sur la nature de l'affection qui produit ces symptômes. — Dans le second degré, celui dans lequel la matrice paraît au dehors du vagin, on observe encore les mêmes symptômes, mais beaucoup plus marqués; et s'il s'y en ajoute d'autres qui résultent du contact des urines sur la tumeur, et des frottements que les vêtements et la peau des cuisses exercent sur elle, principalement dans la marche, on voit quelquefois alors la tumeur se gonfler, s'enflammer, s'excorier ou être frappée de gangrène dans une plus ou moins grande étendue. L'inspection seule des parties suffit pour faire reconnaître la maladie, le toucher devient inutile.

Des troubles de la digestion accompagnent fréquemment la descente de la matrice, même lorsqu'elle est légère; ils consistent dans des tiraillements d'estomac, des *besoins*, des *faiblesses* de cet organe, ainsi que les nomment les malades, du gonflement à l'estomac et des vents. Les femmes éprouvent quelquefois une sensation singulière, et qu'elles expriment en disant que tout à coup il leur semble qu'il ne leur reste plus rien dans le ventre, qu'il se vide; cette sensation est toujours accompagnée de faiblesse et de commencement de défaillance. Nous avons vu des femmes qui ne présentaient que ces seuls symptômes, sans désordres bien appréciables du côté de la matrice, être traitées longtemps sans succès comme atteintes de *gastrite chronique*, et guéries par tous les moyens qui peuvent ramener cet organe à son état normal.

Il est souvent difficile d'obtenir la guérison de la chute de matrice; ce n'est, en général, que lorsqu'elle est récente et qu'elle n'est pas arrivée au plus haut degré qu'on peut y parvenir. Cette affection est rarement funeste, à moins qu'il ne vienne s'y joindre de l'inflammation, des ulcérations, de la gangrène, ou que le tissu de l'organe n'éprouve la désorganisation cancéreuse, ce qui arrive encore assez fréquemment. Toutefois cette maladie est incommode ; elle entretient les femmes dans un état de malaise presque continuel, et qui, outre les accidents qui lui appartiennent, trouble fréquemment les organes de la digestion.

TRAITEMENT. — Lorsque le déplacement de la matrice n'est pas arrivé au dernier degré, on peut espérer de la ramener à son état normal par des moyens autres qu'un *pessaire*, instrument de gomme élastique ou de toute autre matière, qui, en refoulant ou maintenant le col de la matrice, s'oppose à la sortie du vagin. Les moyens qu'on doit employer, c'est que la femme soit toujours couchée sur le dos, le bassin un peu plus élevé que le ventre. Il faut avoir recours aux injections froides, toniques, astringentes, aux bains froids de mer ou de rivière durant la belle saison. Les bains de siége d'eau froide salée pourraient être employés en hiver ; ils peuvent, en resserrant le vagin, empêcher le déplacement de la matrice si la malade est d'une constitution faible et lymphatique. Si elle a des flueurs blanches, on aura recours avec avantage à la *liqueur fortifiante* indiquée page 96. La nourriture devra être choisie, non parmi les farineux, les relâchants, mais parmi les viandes grillées, rôties, le gibier, et un vin généreux. Il va sans dire que si la descente de matrice était due à l'inflammation de cet organe lui-même, il faudrait avoir recours aux divers moyens dont j'ai indiqué l'emploi au traitement de l'engorgement de la matrice.

Ce n'est que lorsque la descente est complète, que la matrice a presque franchi la vulve ou n'en est pas bien loin, que j'ai recours à un *pessaire*, afin de pouvoir autant que possible la maintenir dans la cavité du bassin. J'avoue que, dans le plus grand nombre des cas, c'est toujours avec une extrême répugnance que j'ai recours à ce moyen, parce qu'il est beaucoup de femmes nerveuses qui ne sauraient en supporter l'usage. Je considère même cet instrument comme *inutile* dans le plus grand nombre des cas, parce qu'il ne guérit jamais radicalement la maladie, qu'il n'est qu'un faible moyen *palliatif*, qu'il est une cause incessante d'irritation, d'écoulement, de douleurs et de coliques durant la période des règles, et que sa présence est à la fois une gêne aussi morale que physique pour la femme. Toutefois, lorsqu'il est tout à fait indispensable de maintenir la matrice à l'aide d'un support, je préfère l'*éponge* aux pessaires en gomme élastique, parce qu'elle est plus douce et qu'elle convient mieux aux femmes irritables. — On peut encore maintenir la matrice dans sa situation normale à l'aide d'une ceinture élastique, tout en reconnaissant que quelques femmes ne sauraient en supporter l'usage.

Je le répète, la position dans le coucher, l'abstention de toute marche forcée, un assez long repos, au contraire, un régime fortifiant, des applications directes d'une *pommade astringente* sur le vagin même, des injections toniques pour ranimer sa contractilité, tels sont les moyens les plus efficaces pour combattre avec succès le relâchement, la descente de matrice. — Je blâme hautement l'emploi du *redresseur* de MM. Simson et Valleix, qui produit des hémorrhagies et des affections graves du col de l'utérus. L'Académie de médecine a constaté son inefficacité et ses tristes résultats.

Flueurs blanches.

Il n'est pas de maladie qui mine davantage la santé des femmes que la leucorrhée ou flueurs blanches. Elle se manifeste par un écoulement plus ou moins abondant, variable en couleur, en consistance et en qualité : tantôt blanchâtre, cette matière devient jaune ou verte ; des douleurs et des démangeaisons se manifestent aux parties affectées, et l'ulcère de la matrice est souvent la cause de cet écoulement purulent. Les malades éprouvent des tiraillements habituels de l'estomac. Les fonctions digestives une fois dérangées, il en résulte de la faiblesse dans les membres, la paresse, la pâleur, la bouffissure de la face, qui se couvre quelquefois de petits boutons blancs. Les yeux se cernent ; il y a une certaine langueur dans le regard ; le corps maigrit, les jambes enflent, la tête est fréquemment pesante ; il y a des éblouissements, des syncopes ; on est essoufflé par le moindre exercice ; le pouls est petit, et l'impression du froid est très-sensible. Lorsque le mal est grave, il y a éloignement pour tous les plaisirs, tristesse et dégoût de l'existence.

De jeunes filles portent quelquefois en naissant une semblable affection, funeste héritage transmis avec le sang qui leur donna la vie ! C'est dans ce cas que la maladie nécessite un traitement longtemps continué.

Les flueurs blanches sont souvent occasionnées par le dérangement des menstrues, par l'irritation du col de la matrice, par l'abus du coït, par la suppression de la transpiration. Un principe dartreux, écrouelleux, galeux ou vénérien, porté dans l'intérieur du vagin, est souvent la source de cette affection. Elles sont encore produites par une vie sédentaire, par un lait répandu, par des exercices trop pénibles, des excès dans le régime, une gastrite chronique, l'abus d'eaux minérales, la suppression des menstrues et des hémorrhoïdes ; en un mot, par toutes les causes capables d'irriter et d'enflammer la membrane muqueuse du vagin et le col de la matrice.

TRAITEMENT. — Si cette maladie est accompagnée d'une vive irritation, il sera nécessaire d'appliquer quinze ou vingt sangsues autour des parties génitales ou sur le bas-ventre. Si l'on a lieu de supposer qu'il y a inflammation à l'estomac, ce que la rougeur des bords de la langue dénote assez, et ce que confirment encore davantage le besoin de boire souvent et la chaleur dans la paume des mains; dans ce cas, dis-je, on appliquera vingt sangsues au creux de l'estomac. S'il n'y a pas d'inflammation, on se dispensera de tirer du sang; toutefois, on prendra la *poudre végétale* aux doses indiquées page 89, on se purgera tous les dix jours avec les *pilules purgatives* indiquées page 91, à moins qu'il n'y ait irritation de l'estomac ou des intestins, et, lorsqu'on ira mieux, on supprimera l'emploi des purgatifs. On prendra quelques bains, des lavements à la graine de lin ; et, après deux mois de traitement pendant lequel on se sera dépuré le sang par la poudre végétale, on usera des injections fortement astringentes qui ont pour objet d'arrêter l'écoulement en fortifiant le vagin, siége de la maladie. On aura en même temps recours à la *liqueur fortifiante* dont nous parlons page 96, et au traitement des maladies de l'estomac. — Nous devons faire observer que les flueurs blanches ont une très-grande tendance à renaître; aussi doit-on insister longtemps sur l'emploi de la poudre dépurative et des injections. Quand le mal est tenace, on a souvent recours avec avantage aux bains de mer ou de rivière durant la belle saison, ou à des bains de siége froids. Un purgatif de loin en loin peut alors suffire pour s'opposer à la constipation, qui accompagne et accroît souvent l'intensité de cette maladie. — Respirer un air pur, celui de la campagne lorsqu'on le pourra, se préserver de l'humidité, porter une ceinture de flanelle, se soumettre à un régime doux et tonique à la fois, éloigner toute cause excitante, soit morale, soit physique, c'est compléter le traitement d'un mal dont les femmes ne sauraient trop vite se débarrasser, tant les résultats en sont funestes.

Démangeaisons aux parties génitales.

Il est beaucoup de femmes qui éprouvent à la vulve, aux grandes lèvres, et même jusque dans l'intérieur du vagin, des démangeaisons insupportables. Quand on examine les parties malades, on les trouve rouges, semées de quelques petits boutons et de quelques petites écailles qui s'en détachent. Quelquefois les démangeaisons ont une excessive violence, qui va jusqu'à produire d'insupportables irritations nerveuses, et cependant aucune trace externe ne se remarque sur les parties affectées. Dans le plus grand nombre de cas, on aperçoit un peu de gonflement, d'induration dans les grandes lèvres; le haut des cuisses a pris une teinte rougeâtre, feuille morte; la peau en est ridée, fendillée, et c'est souvent à cette partie comme à l'anus que se manifestent les divers symptômes que je viens de décrire, et qui sont presque toujours l'expression d'une affection dartreuse générale, d'une acrimonie du sang et des fluides, d'une irritation chronique de la peau de ces parties, qui est délicate, nerveuse, et qui, par cela même, est le siége des démangeaisons tourmentantes qui troublent les digestions et vont même quelquefois, chez les femmes nerveuses, jusqu'à produire une cruelle insomnie.

Les flueurs blanches, qui ont souvent un caractère dartreux, coïncident souvent avec ces démangeaisons, qui, faibles en commençant, s'accroissent de jour en jour et vont même jusqu'à produire des pustules, des abcès, et quelquefois des inflammations chroniques du col de la matrice. — Les femmes mal réglées, dartreuses, scrofuleuses, celles qui ne peuvent satisfaire à un rapprochement sexuel impérieux, éprouvent les symptômes plus ou moins marqués que je viens de décrire. C'est souvent aux approches ou à la fin des règles, ou après un régime trop stimulant, que certaines femmes ne peuvent s'empêcher, au milieu des tortures qu'elles éprouvent, d'enfoncer leurs ongles dans des parties si nerveusement irritées, et de se déchirer jusqu'au sang.

TRAITEMENT. — Il doit être rafraîchissant et dépuratif. Les parties atteintes seront baignées, matin et soir, avec une *lotion anti-dartreuse*. — Des frictions seront pratiquées sur les parties malades avec une pommade appropriée; des bains entiers, des injections calmantes, un régime doux, compléteront le traitement qu'il convient de suivre; il est d'ailleurs celui que j'ai tracé au chapitre qui traite des *dartres* ou maladies de la peau.

Suppression des règles.

Les causes de la suppression des règles sont très-nombreuses. Pour bien comprendre la manière dont elle peut avoir lieu, il faut se rappeler que tous les mois la matrice est sujette à une irritation, à un surcroît d'activité qui appelle le sang vers cet organe, afin que le nouvel être qui pourrait s'y former trouve, par ce moyen, les matériaux nécessaires à son alimentation. Cette surabondance de sang devenant inutile s'il n'y a pas grossesse, elle est rejetée, comme superflue, jusqu'au moment où le but de la nature sera rempli. Puisque c'est à l'irritation de la matrice que l'on doit attribuer les règles, et que c'est une loi de la nature que le sang se porte toujours vers les organes les plus irrités, en abandonnant ceux qui le sont moins, n'est-il pas facile de concevoir que, si le cerveau, les poumons, le foie, le cœur, l'estomac ou les intestins sont irrités, enflammés, le sang doit s'y porter au lieu de se porter à la matrice, ce qui donne lieu à la suppression des règles. Cette manière simple d'envisager la cause de la maladie qui nous occupe nous indique clairement la marche à suivre pour la combattre. Il faut reconnaître aussi que l'inertie de la matrice et la faiblesse générale de l'organisation deviennent une cause fréquente de la suppression des règles ; les filles atteintes de *pâles couleurs* et d'*anémie* sont dans ce cas.

TRAITEMENT. — La première indication à suivre pour combattre l'irritation, c'est de faire usage de la *poudre végétale* indiquée page 366, qui rafraîchit et combat l'épaississement du sang, cause assez fréquente de la suppression des règles. Lorsque le cerveau, les poumons ou le foie sont irrités, engorgés, on les dégage en se purgeant deux fois par semaine avec les *pilules purgatives* indiquées page 91. Les purgatifs, en irritant les voies basses, y appellent le sang et dégorgent ainsi les organes supérieurs, qui quelquefois s'altèrent très-profondément par suite d'une suppression de règles. Nous trouvons très-convenable aussi d'appliquer quinze ou vingt sangsues autour des parties génitales, et surtout à l'approche de l'époque où les menstrues devraient apparaître. Les bains de pied très-chauds, avec addition de quatre onces de moutarde, secondent parfaitement l'emploi des moyens indiqués. — Lorsque les maladies du poumon, du foie, de la tête, du cœur, de l'estomac, sont assez graves pour s'opposer au retour des menstrues, il faut agir sur ces organes par des saignées, — soit avec la lancette, soit avec les sangsues. L'emploi de la poudre végétale, des purgatifs et des sangsues aux parties génitales, convient aux jeunes filles qui ne sont pas réglées, ou, comme on le dit vulgairement, *qui ne peuvent devenir grandes filles*. Lorsqu'un état d'inertie de la matrice est la cause du défaut des règles, il faut abandonner les moyens adoucissants pour avoir recours à la *liqueur fortifiante* dont nous parlons page 96, aux préparations ferrugineuses, à l'électricité dirigée sur le col, à un régime plus tonique, à un vin généreux pris avec modération. Un exercice au grand air, la gymnastique, sont très-favorables pour atteindre le résultat désiré. On s'est aussi très-bien trouvé des bains de mer ou de rivière durant la belle saison, ou de bains de siége froids, qui donnent plus d'énergie, plus d'activité à la matrice. Lorsque les circonstances permettent d'y avoir recours, le mariage est un excellent moyen de rétablir les règles supprimées, ou de les provoquer lorsqu'elles ne paraissent que difficilement.

Abondance des règles, ou pertes de sang.

La malade qui éprouve des règles trop abondantes devient faible et pâle ; elle perd l'appétit ; les digestions sont mauvaises ; l'enflure des pieds, l'hydropisie, la consomption en sont souvent les suites. Quoique toutes les femmes puissent être exposées à ces accidents, l'âge de quarante-cinq à cinquante ans les dispose davantage à des règles immodérées. Toutes les causes capables d'irriter la matrice, telles que les aliments salés, de haut goût ou âcres, l'usage des liqueurs spiritueuses, une fatigue excessive, de violentes passions de l'âme, l'abut du coït, les fausses couches, une dissolution du sang et une âcreté humorale, sont susceptibles de produire des règles trop abondantes; l'engorgement du col de la matrice, et le cancer, qui en est fréquemment la suite, sont encore deux causes fréquentes des pertes de sang. Enfin un état de débilité amène le même résultat, et, lors même que l'irritation a produit l'hémorrhagie, elle continue souvent sous l'influence de la faiblesse qui en est la suite.

TRAITEMENT. — La première indication à remplir, c'est de faire coucher la malade sur un lit peu mollet et à l'air frais. Sa boisson habituelle sera de l'eau fraîche sucrée, dans laquelle on prendra la *poudre végétale* rafraîchissante aux doses indiquées. On commencera par lui donner de suite deux cuillerées à soupe de la potion suivante, et puis, de deux heures en deux heures, une cuillerée, jusqu'à ce que l'hémorrhagie soit arrêtée :

Infusion de tilleul. . . . . . . (8 onces). — 250 gram.
Sulfate d'alumine. . . . . . . (2 gros). —   8   —
Sirop simple. . . . . (2 onces). —   64   —

Si le cas était grave, et que la perte de sang fût assez considérable pour donner des inquiétudes, on appliquerait sur le bas-ventre de la malade des compresses imbibées d'eau très-froide et sans cesse renouvelées. La glace pilée et enfermée dans une vessie serait encore plus efficace. On pourrait recourir à des injections froides dans la matrice, et on ajouterait une cuillerée à soupe d'extrait de saturne et 10 grammes de sulfate d'alumine par verre d'eau que contient une seringue de femme; dans un cas plus grave, on donnerait à la malade une dose de pilules purgatives, afin d'opérer une dérivation salutaire. Mais, en règle générale, on doit commencer par les moyens les plus simples, qui sont le repos, la poudre rafraîchissante, la potion astringente et l'application d'eau froide sur le bas-ventre. Des potages seront la seule nourriture que devra prendre la malade ; peu à peu on pourra rendre la nourriture plus substantielle. Nous ajouterons que, chez les femmes qui ont beaucoup de sang, qui sont fortes et robustes, une saignée du bras a quelquefois subitement arrêté une perte considérable. Lorsque l'hémorrhagie continue sous l'influence de la faiblesse de l'organisation, il faut opérer le tamponnement, insister sur les préparations toniques, ferrugineuses, sur une alimentation nourrissante, et respirer un air vif et pur.

De la dysménorrhée ou menstruation difficile.

Il est beaucoup de femmes chez lesquelles les menstrues n'arrivent chaque mois d'une manière plus ou moins irrégulière que précédées ou accompagnées de douleurs nerveuses dans les reins, les lombes, les cuisses, les aines, les parties latérales du ventre et dont le siége véritable est dans la matrice elle-même. Toutes ces douleurs plus ou moins déchirantes sont accompagnées d'un sentiment de gêne, de pesanteur continue, et de véritables contractions utérines, connues sous le nom de tranchées et de coliques.

Il est des femmes qui, aux approches des règles, éprouvent des phénomènes différents de ceux dont je viens de parler : elles ressentent de' violents maux de tête, des tiraillements nerveux à la base du crâne, de la courbature et du frisson. D'autres sont en proie à des vomissements nerveux et même quelquefois bilieux, à des défaillances, à des palpitations, à des resserrements du cœur, et même quelquefois à des convulsions générales. Il n'est sorte de maux nerveux qui ne puissent se manifester aux époques menstruelles.

Le sang peut présenter certaines particularités : la quantité en est souvent normale, car, pour qu'il y ait dysménorrhée, il n'est pas du tout nécessaire que l'abondance des menstrues ait diminué; les contractions suffisent pour la caractériser. Mais il se fait quelquefois une coagulation intra-utérine, et les malades rendent séparément des caillots de sang que l'on a pu prendre pour des produits de la conception, et qui ont conduit des médecins à croire à un avortement. — Chez des femmes atteintes de dysménorrhée, les unes n'accusent que des douleurs utérines, tandis que d'autres, et c'est le plus grand nombre, éprouvent un malaise indéfinissable, sont facilement émotionnées et irritables, se plaignent de ressentir des impressions nerveuses, et sont atteintes de migraine, de névralgie de la tête, de gastralgie, de perte d'appétit et d'une foule de phénomènes divers.

Les causes d'une telle indisposition, qui est pour certaines femmes une torture mensuelle, sont une inflammation aiguë du corps ou du col de la matrice, l'inflammation chronique, l'état cancéreux de ces mêmes parties, le relâchement, le dérangement de l'organe utérin. — Un tempérament nerveux surexcité par des chagrins et par des passions vives, un resserrement nerveux du col de la matrice, une étroitesse naturelle ou accidentelle de son conduit par suite de son inflammation qui ne donne passage au sang des règles qu'avec une extrême difficulté, des couches difficiles, des avortements, des manœuvres coupables pour les produire, des excès dans le rapprochement sexuel, quelquefois des désirs non satisfaits, un régime trop excitant, une pléthore sanguine ou un état chlorotique et anémique, telles sont encore les circonstances qui rendent la menstruation difficile et douloureuse.

TRAITEMENT. — Il se compose de bains entiers chauds ou de bains de siége mucilagineux, de boissons douces, rafraîchissantes, émollientes, d'un régime doux, végétal et lacté. — Chez une femme d'un tempérament fortement sanguin, une saignée du bras se montrera favorable en produisant une détente dans l'organe irrité; des sangsues appliquées à l'anus, au périnée, au bas-ventre ou aux cuisses, avant l'époque menstruelle, seront plus favorables chez les femmes plus débiles où il n'y a pas exubérance sanguine. — Les émissions sanguines font incontestablement disparaître l'accès de dysménorrhée; mais il revient, et une trop grande insistance sur ce moyen amène un épuisement de la constitution, une maigreur, une anémie, une décoloration des tissus, dont il ne faut pas être le provocateur. Il faut donc se montrer très-modéré dans les évacuations sanguines et plus particulièrement insister sur l'emploi d'une *liqueur anti-nerveuse* associée pendant plusieurs mois à la *poudre végétale*. Ces deux moyens, dont je parle pages 89 et 95, en calmant l'irritation nerveuse de la matrice et de son col, ramènent les menstrues à leur état normal. — Des injections narcotiques, des onctions d'une pommade de même nature sur le col de la matrice, aux approches des règles, sont les moyens qui conviennent pour les régulariser. — Lorsqu'elles sont empêchées, amoindries, rendues douloureuses par une irritation des voies digestives, par une affection des poumons, c'est alors vers ces organes, source du mal, qu'il faut diriger une médication convenable.

Lorsque enfin un rétrécissement normal ou accidentel de l'ouverture du col de la matrice met obstacle à l'accomplissement d'une fonction dont l'interruption est une source de maux graves et nombreux, il ne faut point hésiter à recourir à la *dilatation graduée* de cette ouverture à l'aide de sondes douces, flexibles, enduites d'une pommade de jusquiame et de belladone. Je n'ai pas besoin d'ajouter qu'une main habile et médicale peut seule mettre en usage le procédé que je viens d'indiquer.

Chlorose ou pâles couleurs.

La chlorose est un état de débilité qui paraît avoir son siége dans le système sanguin; elle dépend aussi de l'inertie des organes génitaux, puisqu'elle coïncide avec l'époque de la puberté et avec un défaut de menstruation. Elle peut se montrer aux autres époques de la vie, et elle existe quelquefois sans que la menstruation soit dérangée. On remarque aussi que les fonctions digestives sont, en général, aussi fréquemment et aussi profondément troublées que celles de la matrice; nous pensons donc que cette affection est un état d'affaiblissement, ne consistant pas dans la diminution de la quantité de sang comme dans l'*anémie*, mais dans l'amoindrissement de ses qualités stimulantes. Cette manière de voir explique la langueur de toutes les fonctions qui se remarque chez les chlorotiques, et elle est d'ailleurs en harmonie avec la nature des causes qui produisent cette maladie et les moyens qui concourent le plus puissamment à la guérir.

Cette affection, particulière aux femmes, surtout aux jeunes filles et aux veuves, et qui n'est point étrangère aux jeunes garçons, se manifeste par les symptômes suivants : pâleur excessive, couleur verdâtre, jaunâtre, et bouffissure de la face; lèvres blanches, paupières livides et gonflées, expression triste des yeux ; sécheresse, teinte terne, plombée, terreuse, de la peau ; chairs flasques ; gonflement des pieds; diminution et quelquefois perte complète de l'appétit; désir bizarre de manger des substances incapables de nourrir, telles que le plâtre, le charbon, la suie, le café grillé, etc. ; quelquefois envies de vomir, gêne de la respiration, palpitations de cœur, faiblesse et engourdissement des membres, aversion pour le mouvement. Les malades aiment la solitude, sont tristes, et laissent quelquefois échapper des larmes involontaires. La menstruation est nulle ou irrégulière, et, à l'approche des règles, le mal s'exaspère.

Les causes les plus ordinaires de cette maladie sont : le défaut ou le désordre de la menstruation, un état de faiblesse générale, l'usage d'aliments peu nutritifs, l'habitation dans des lieux mal aérés, des évacuations de sang excessives, une menstruation trop abondante, une irritation chronique de l'estomac et des intestins, un sang privé de qualités stimulantes, un vice dartreux, écrouelleux ou vénérien, acquis ou héréditaire; le tempérament lymphatique et la faiblesse de la constitution prédisposent à cette maladie. — Le besoin non satisfait du rapprochement sexuel peut également la produire chez les femmes qui ont le *sens génésique* fortement développé. Enfin les chagrins, la jalousie, les suites d'un amour malheureux, telles sont encore les causes qui, en troublant les digestions, appauvrissent le sang et développent les *pâles couleurs*.

TRAITEMENT. — Il doit être principalement hygiénique. On doit prescrire des aliments nourrissants et légèrement excitants, si les voies digestives sont exemptes d'irritation. On doit recommander l'exercice et le varier de toutes les manières; il faut habiter un lieu élevé, sec et chaud. Les frictions sèches ou aromatiques sont aussi très-utiles. Les boissons des malades doivent être composées d'infusions amères auxquelles on allie avec avantage la *liqueur fortifiante* dont je parle page 96. — Le fer doit être employé sous toutes les formes, afin que le sang acquière les qualités excitantes qui lui manquent pour donner de l'énergie à l'organisation. — Des ventouses sèches à l'hypogastre, aux lombes, à la partie supérieure des cuisses, sont aussi très-aptes à régulariser la menstruation. — L'*électricité* est un moyen qui ne saurait être négligé; en excitant la matrice engourdie, elle ravive en quelque sorte l'économie : nous n'avons eu qu'à nous louer de son emploi.

Les emménagogues, utiles quelquefois, doivent être rejetés quand il y a irritation des voies digestives; — quelques purgations peuvent combattre la constipation si fréquente dans la chlorose. — Dans le cas où elle est le résultat d'une inflammation chronique, on ne doit s'occuper que de cette phlegmasie et la combattre par la méthode antiphlogistique; mais cependant, en raison de l'état de langueur de la malade et du défaut d'énergie du système sanguin, il faut être très-réservé dans les émissions sanguines, rarement avantageuses.

Hystérie.

Cette affection, particulière aux femmes, et qui a le plus grand rapport avec l'hypocondrie, est caractérisée par les symptômes suivants : l'attaque est ordinairement subite; quelquefois néanmoins elle est précédée d'un malaise général, de bâillements, de défaillances, d'envies de pleurer ou de rire, ou de quelques autres symptômes nerveux. La femme éprouve le sentiment d'une boule qui roule plus ou moins vite dans le ventre, et s'élève en se dirigeant vers la poitrine et la gorge, qu'elle serre quelquefois au point de faire craindre la suffocation. Elle est tourmentée par des vents qu'elle rend souvent par le haut et par le bas ; elle pousse des soupirs, elle a des hoquets, elle se sent gonflée, elle étouffe, et elle cherche l'air avec empressement. Le ventre se resserre, s'élève ou s'abaisse. Il y a des palpitations violentes : la malade s'agite convulsivement à la manière des épileptiques ; il y a alors de la contorsion dans les membres, dans le visage, et une foule de mouvements convulsifs extraordinaires qui varient à l'infini. Quelquefois, au lieu de convulsions, la malade perd l'usage des sens, sa respiration est suspendue, et on la croit morte. L'attaque d'hystérie se termine ordinairement par des cris, des pleurs, des éclats de rire, et par des urines abondantes; elle peut durer quelques minutes, quelques heures ou même quelques jours.

Qu'est-ce que l'hystérie? quel est son siége? Les uns veulent qu'il soit dans la matrice, et considèrent cette affection comme une irritation de cet organe, qui retentit dans diverses parties du système nerveux ; d'autres veulent qu'elle ait son siége exclusif dans le cerveau, irrité d'une manière toute particulière. Une opinion émise récemment par M. Boisseau consiste à regarder l'hystérie comme une irritation simultanée de la matrice et du cerveau. Beaucoup de faits tendent à nous faire partager cette opinion. Cette affection détermine fréquemment des maladies du cœur, du ventre ou de la poitrine. Quand elle a duré longtemps, elle produit une si grande irritabilité du système nerveux, que les causes les plus légères suscitent des mouvements d'impatience et des palpitations de cœur qui amènent quelquefois l'évanouissement. Elle peut se terminer par la folie ou l'épilepsie, maladie avec laquelle l'hystérie a quelque rapport.

L'irritation des nerfs de l'estomac ou des intestins ; des vers dans le canal digestif ; l'irritation, le spasme de la matrice, l'engorgement de cet organe, produit par la suppression des règles ou par toute autre cause; des passions violentes qui irritent le cerveau, l'ensemble du système nerveux, et qui réagissent vivement sur la matrice, telles sont les causes les plus ordinaires de l'hystérie. Ajoutons que cette maladie est plus fréquente à l'époque de la puberté que dans l'âge adulte, et qu'elle se montre quelquefois vers l'âge critique. Une trop grande continence, les excès vénériens, l'onanisme, une constitution délicate et nerveuse, sont encore des circonstances qui produisent et accroissent cette affection.

TRAITEMENT. — D'après ce qui vient d'être dit sur cette maladie, on comprendra facilement qu'il importe avant tout de calmer l'irritation qui donne lieu aux symptômes nerveux. C'est pour atteindre ce but que la malade prendra trois fois par jour la poudre végétale mélangée à la *liqueur anti-nerveuse* dont nous parlons page 95 et au traitement de l'hypocondrie. Cette préparation calme promptement cette foule de sensations nerveuses auxquelles sont en proie les femmes hystériques. On retire les plus heureux effets des saignées locales, derrière les oreilles, pour dégager la tête. Si la suppression des règles ou la difficulté de la menstruation sont la cause de la maladie, dix, quinze, vingt sangsues seront appliquées à la vulve ou à la partie supérieure des cuisses; leur nombre sera toujours en rapport avec l'âge du sujet. Si l'on a affaire à une personne pléthorique, on devra pratiquer de larges émissions sanguines, prescrire des bains entiers chauds, pendant lesquels la tête sera arrosée d'eau froide ou recouverte de glace ; on devra fréquemment faire usage des lavements adoucissants, afin de calmer le canal digestif et entretenir la liberté du ventre. Les bains de siége narcotiques et émollients, les fumigations de même nature dirigées vers la matrice, se montrent très-favorables. S'il y a constipation, on donnera de temps en temps quelques pilules purgatives. Si l'estomac se trouve embarrassé, on pourra donner un léger vomitif. Si la personne malade est d'une constitution faible, on prescrira la *liqueur fortifiante* dont nous parlons page 96, et au traitement des maladies de l'estomac ; en même temps qu'elle fortifie l'estomac, cette liqueur donne plus d'énergie à la constitution et fixe la mobilité du système nerveux qui a affecté une manière d'être et de sentir tout à fait anormale. On n'en continuera pas moins l'usage de la *poudre végétale*, — qui, par son heureuse alliance avec les toniques, produit les plus salutaires effets. Pendant l'attaque d'hystérie, on contiendra les malades dans leur lit, on débarrassera leur corps de tout ce qui pourrait les gêner ; on placera leur tête dans une position élevée ; on leur aspergera la figure avec de l'eau froide ; on leur fera sentir de l'éther, et l'on pourra instiller quelques gouttes de cette liqueur dans la bouche. Chez les sujets pléthoriques et sur ceux qui présentent des symptômes de congestion, il ne faudrait pas hésiter à pratiquer une saignée du bras ou du pied. Si les pâles couleurs donnent lieu au développement de cette affection, il faudra promptement avoir recours aux préparations *amères toniques et ferrugineuses*.

Le régime sera doux et tonique, et comme l'exercice du corps est un excellent moyen de traitement, de simples promenades à pied, l'équitation, la natation, les bains de mer ou de rivière, les voyages, seront conseillés suivant les saisons et la fortune des malades. Il va sans dire que les plus grandes précautions devront être prises pour éloigner les impressions morales susceptibles, par leur nature, de stimuler le cerveau et accroître la sensibilité de la matrice, ainsi que certaines lectures, certains spectacles. Le mariage a quelquefois guéri cette affection nerveuse, surtout lorsqu'elle a son siége dans la matrice.

Des palpitations de cœur. — Des malaises nerveux. — Des maux d'estomac. — Des langueurs. — De la débilité. — De la maigreur.

Quand on considère la prédominance du système nerveux, ou plutôt l'excès de sensibilité, de susceptibilité qui caractérise la femme, on conçoit la multitude presque innombrable et l'extrême variabilité des maladies qui peuvent l'atteindre aux diverses époques de la vie. Elle est certainement tributaire de toutes les maladies qui atteignent l'homme; mais elle est sujette à diverses souffrances qui semblent lui être plus particulières, et qui se développent chez elle avec une extrême facilité, tellement est grande leur impressionnabilité.

Les femmes ont fréquemment des *palpitations* de cœur qui peuvent être dues à une irritation nerveuse ou organique de ce viscère, ou bien à un état *chlorotique* ou *anémique*. Il faut reconnaître aussi que les affections chroniques de la matrice, lors même qu'on n'en souffre que peu ou même point du tout, sont une source fréquente de ces troubles de la circulation qui siégent au cœur. Toutefois, les affections nerveuses de l'estomac, les gastrites, peuvent être aussi considérées comme une source fréquente de cette irrégularité des battements du cœur, de ces soubresauts qui réveillent les femmes, même dans le plus profond sommeil, et qui, pendant le jour, les font quelquefois subitement s'évanouir.

Les femmes sont très-sujettes à des maux, à des malaises nerveux qui occupent tour à tour et instantanément différentes parties du corps. Tantôt c'est une petite toux sèche, nerveuse, un bruit inaccoutumé des intestins, le trouble de la vue, des bourdonnements d'oreilles, des élancements nerveux au cerveau et des vertiges. — Un rien les irrite, assombrit leur caractère, et, sans éprouver de grandes souffrances, elles sont inquiètes et agitées. Les moindres impressions morales, un temps orageux surchargé d'électricité, une odeur, une impression désagréable, sont des circonstances qui exagèrent leur sensibilité et qui leur causent de continuelles souffrances. — Sans doute que la simple irritabilité du système nerveux peut être la source des phénomènes dont je viens de parler ; mais combien de fois aussi faut-il en chercher la source dans une affection lente et cachée de la matrice.

Les femmes sont très-sujettes aux maux d'estomac, qui s'irradient souvent jusque dans les reins et les lombes. Il en est qui ont des digestions très-pénibles, des renvois, des aigreurs et des vomissements qui se manifestent quelquefois le matin ou après le repas. Ces douleurs, ces pesanteurs, ces inquiétudes nerveuses à l'épigastre, leur causent souvent des défaillances pendant lesquelles elles deviennent d'une extrême pâleur. — Les flueurs blanches, des écoulements d'une odeur nauséabonde, se lient très-fréquemment aux maladies de l'estomac, qui en sont une source ordinaire. Quoique les maladies de l'estomac puissent fréquemment être attribuées à des excès dans le régime, à l'usage des excitants tels que le thé, le café, à des veilles prolongées et à l'*abus* de toute chose, il n'en faut pas moins reconnaître aussi que le trouble des organes digestifs peut être la suite des maladies de la matrice, qui sympathisent si étroitement avec eux. — Il est digne de remarque que les maladies de la matrice altèrent toujours et inévitablement les digestions et troublent fréquemment les fonctions du foie.

Les femmes sont fréquemment atteintes de langueur, de faiblesse, d'abattement et de maigreur. Ces divers états se manifestent par une décoloration du visage, par une fatigue excessive à la moindre marche, par une courbature presque continuelle. Leur peau jaunit, leurs joues se creusent, toute l'habitude extérieure de leur corps tombe dans un profond dépérissement, et leurs traits offrent l'image d'une consomption qui fait d'incessants progrès. Ces divers états, qui assombrissent le moral de la femme, qui la jettent dans une profonde mélancolie, sont fréquemment les symptômes des maladies lentes et chroniques des divers organes de l'économie, et, parmi ces derniers, la matrice est celui qui est la source la plus fréquente des maladies qui attristent son existence.

Je ne parlerai pas ici de toutes les maladies qui semblent atteindre plus particulièrement les femmes, telles que la constipation, les hémorrhoïdes, les appétits bizarres ou dépravés, et toute la série des phénomènes nerveux qui les assiégent; j'en ai déjà parlé ailleurs en décrivant la *chlorose*, l'*anémie* et l'*hystérie*, trois affections si fréquentes et qui dominent en quelque sorte la pathologie de la femme. J'ai longuement tracé, dans le cours de cet ouvrage, toutes les maladies chroniques qui les atteignent comme elles atteignent également les hommes; et, comme les diverses peintures que j'en ai faites peuvent s'appliquer à la fois aux deux sexes, j'y renvoie le lecteur.

TRAITEMENT. — Les médications diverses qu'exigent les divers états dont je viens de parler se déduisent des causes qui ont présidé à leur développement. — Les palpitations du cœur, si elles sont purement nerveuses, réclament l'emploi de la *liqueur anti-nerveuse* indiquée page 95, combinée à la poudre rafraîchissante. Quelques pilules purgatives secondent l'effet des moyens que je viens d'indiquer. — Les palpitations sont-elles dues à une exubérance du sang, une saignée du bras, des sangsues à la région du cœur ou à l'anus, sont indiquées. — Si les palpitations se lient à la chlorose, à l'anémie, on doit se garder des émissions sanguines et avoir recours aux ferrugineux, à la *liqueur fortifiante* indiquée page 96, et à une nourriture substantielle. — Les maux nerveux se traitent avec avantage par les bains tièdes, les moyens anti-nerveux dont j'ai déjà parlé et par des toniques qui puissent fixer la mobilité nerveuse. — Les maux d'estomac nécessitent les anti-nerveux et les toniques légers, s'ils ne se présentent pas avec un caractère inflammatoire. Mais, lorsqu'il y a gastrite, des sangsues appliquées à l'épigastre, des bains tièdes, un régime doux et végétal, peuvent seuls triompher de cette affection. — La langueur, la faiblesse, l'abattement, la maigreur, n'étant généralement que l'expression d'une maladie chronique de quelque organe, réclament les traitements divers que j'ai tracés pour chacune des maladies dont j'ai parlé dans cet ouvrage. — Toutefois il faut reconnaître que la débilité et la maigreur peuvent tenir à un état général de l'organisation indépendant d'une affection d'organe, et que les toniques, une alimentation analeptique, fortifiante, un air pur, peuvent seuls raviver les propriétés vitales amoindries. — La *chlorose* et l'*anémie*, c'est-à-dire ces deux états où le sang est en moindre quantité, ou bien privé de ses qualités stimulantes, étant fréquemment la source de la débilité, de la maigreur, il s'ensuit qu'une médication fortifiante, où les préparations ferrugineuses entrent comme élément, rétablissent promptement les forces, quand le traitement est d'ailleurs secondé par une nourriture fortifiante et par un air largement saturé d'oxygène. — Quand, enfin, les divers états dont je viens de parler doivent leur origine aux affections chroniques de la matrice, c'est alors principalement vers elle qu'il faut diriger ses efforts. Dans un chapitre spécial j'ai tracé les caractères qui décèlent les affections de l'utérus, et indiqué les médications diverses qu'elles réclament.

De l'avortement ou fausse couche.

Par avortement ou fausse couche on doit entendre toute expulsion prématurée et non naturelle du fœtus. L'avortement peut avoir lieu dans tous les temps de la grossesse; mais il est plus ordinaire dans le second et le troisième mois; quelquefois cependant des femmes avortent dans le quatrième ou le cinquième. Lorsque l'avortement arrive dans les deux premiers mois, on l'appelle communément *fausse conception*, où, comme le femmes disent, *faux germe*. S'il arrive après le septième mois, l'enfant peut vivre, en y apportant les soins convenables.

Sans parler de toutes les causes capables de produire l'avortement, telles que le relâchement des fibres de la matrice, le vomissement, la toux, des chutes, des coups sur le ventre, l'abus des liqueurs fortes, les passions violentes, les irritations du col de la matrice, un principe vénérien, les pertes de sang et l'abus du coït, on ne peut s'empêcher de reconnaître qu'il est beaucoup de femmes qui ont une disposition très-marquée aux fausses couches, et qui ne peuvent jamais accoucher à terme.

TRAITEMENT. — L'indication à remplir pour vaincre ces dispositions aux fausses couches, c'est de fortifier la matrice et de calmer en même temps sa trop grande irritabilité. On atteint ce but en se soumettant pendant trois mois environ à l'emploi de la *poudre végétale*. Elle sera prise dans trois verres d'une décoction froide de racine de ratanhia : *ratanhia, trente grammes; eau pure, cinq verres; faites réduire à trois.* On associe avec avantage à la poudre végétale la *liqueur anti-nerveuse* dont nous parlons page 95, les ferrugineux, les amers et les préparations alumineuses. Il faut se tenir le ventre libre en prenant, de dix jours en dix jours, quelques pilules purgatives, et faire un emploi très-modéré des bains et des lavements. Si un principe vénérien détermine l'avortement, il faut insister sur les dépuratifs; s'il est dû à un coït immodéré, il faut observer une grande sagesse, la nourriture sera saine et substantielle. On respirera un air pur et on fera un exercice modéré. Ce traitement peut être suivi avant et pendant la grossesse.

Maladies laiteuses (lait répandu).

CONSEILS AUX FEMMES QUI RELÈVENT DE COUCHES.

Les femmes qui n'allaitent pas leurs enfants et qui n'ont pas la précaution de faire passer leur lait peuvent être sujettes à de très-graves accidents auxquels on a donné le nom de *lait répandu*. Cet état produit le plus ordinairement des dépôts, des dartres aux oreilles, à l'anus, aux organes génitaux et dans d'autres parties du corps; des maladies du cerveau, des douleurs rhumatismales à la tête et dans diverses articulations; il développe des douleurs nerveuses fort graves; il produit des engorgements du poumon, du foie et de la matrice; il carie les dents et détermine le gonflement, la douleur et le cancer du sein. Par cette expression bien vulgaire de *lait répandu*, on doit entendre des irritations, des inflammations, des engorgements d'organes résultant de la suppression de la sécrétion laiteuse.

TRAITEMENT. — Pour prévenir de tels ravages, les femmes qui viendront d'accoucher, et qui ne voudront pas nourrir, devront se soumettre pendant deux mois au moins à l'usage de la *poudre végétale*, afin de dépouiller le sang; elles en feront usage aussitôt après la délivrance. Lorsqu'elles seront relevées de couche et qu'elles se sentiront assez fortes, elles devront se purger deux fois, à quinze jours d'intervalle chaque fois; le nombre des pilules purgatives sera diminué si l'accouchée est délicate, nerveuse et faible. Au bout de deux mois, pendant lesquels elle aura dû prendre la poudre végétale afin de favoriser la sécrétion des urines, elle devra se purger une troisième et dernière fois.

Si, par une négligence coupable, une accouchée avait omis de faire passer son lait, et qu'elle fût en proie à des affections dues à un transport d'irritation sur quelque organe intérieur ou extérieur, elle devrait se soumettre de suite à la poudre dépurative, et se purger trois ou quatre fois par semaine, jusqu'à la cessation des symptômes qu'elle éprouverait, à moins qu'il n'y ait de l'irritation intestinal.

Les femmes qui relèvent de couches doivent observer une très-grande propreté; elles devront tenir le ventre très-libre par des lavements, et faire un usage fréquent des bains; rien ne leur est plus salutaire. Dans les premires temps elles se couvriront de flanelle si la température est froide; elles devront manger très-peu, éloigner toute nourriture trop substantielle et s'abstenir pendant quelques mois de tout rapprochement sexuel. Un exercice modéré leur sera salutaire.

Cancer du sein.

Il débute ordinairement d'une manière obscure et insidieuse. On commence par avoir au sein la sensation d'une tumeur peu volumineuse, mobile et à peine sensible. Cette tumeur fait, avec le temps, des progrès plus ou moins rapides; elle devient quelquefois inégale, bosselée; la peau qui la recouvre est luisante et tendue. Lorsqu'elle a acquis un volume considérable, on ressent d'abord des douleurs sourdes qui deviennent lancinantes; et, si rien n'arrête les progrès de la maladie, la tumeur se ramollit, s'ulcère, et il en découle un pus sanguinolent, noirâtre et fétide. Lorsque le mal est arrivé au plus haut degré de gravité, toute la peau a une teinte jaune de cire, et la malade est tourmentée par la fièvre, la constipation ou la diarrhée. En même temps l'ulcère grandit, les chairs putréfiées tombent et laissent quelquefois les côtes à nu; l'odeur qu'exhale ce mal est infecte, l'aspect en est horrible, et la malade succombe.

L'âge critique, des coups au sein, l'impression du froid sur cette partie, un vice humoral, dartreux, écrouelleux, galeux ou vénérien, l'usage des corsets trop serrés, la suppression des règles, telles sont les causes les plus ordinaires du cancer au sein.

TRAITEMENT. — C'est lorsqu'un mal de sein commence qu'il faut promptement s'en débarrasser, car il fait des progrès rapides. Tous les huit ou dix jours, quinze sangsues seront appliquées sur le point douloureux, sur la glande engorgée; des cataplasmes avec la pulpe de carotte seront posés, matin et soir, sur la tumeur. On purgera la malade tous les cinq ou six jours; quand elle ira mieux, on éloignera l'emploi des purgatifs. La poudre végétale sera prise régulièrement, et on associera à ce moyen la *liqueur fondante* dont nous parlons page 97. Après vingt-cinq à trente jours, on cessera l'usage des cataplasmes; on era matin et soir une friction avec la pommade résolutive; les plaies, s'il en existe, seront pansées matin et soir avec de la charpie enduite de cette pommade, et par-dessus toujours le cataplasme à nu. Si la malade est affaiblie, on aura recours aux préparations amères et ferrugineuses. Lorsque ces moyens simples ne réussissent pas, ce qui est rare, à moins d'une désorganisation très-profonde, nous avons recours alors au *caustique*, qui détruit le mal jusque dans sa racine, et dont nous avons obtenu quelquefois des résultats qui ont dépassé toutes nos espérances. Sans rejeter l'opération, nous cherchons à l'employer le moins fréquemment possible.

Stérilité de la femme.

La femme est absolument stérile, lorsqu'elle est dans une impossibilité insurmontable de concevoir par l'approche de l'homme au temps fixé par la nature. On compte ce temps depuis douze ou quatorze jusqu'à quarante ou cinquante ans, terme moyen qui varie néanmoins beaucoup selon le tempérament, l'éducation, le climat.— Les causes les plus ordinaires de la stérilité sont la mauvaise conformation naturelle ou accidentelle des organes de la génération, telle que l'absence ou la lésion des ovaires; la forme trop conique du col de la matrice, son occlusion ou son étroitesse extrême. — L'inflammation, l'ulcération et l'engorgement du col de la matrice, son resserrement nerveux, suite de l'abus des plaisirs sexuels, un état tout opposé, c'est-à-dire un défaut de sensibilité et de contractilité, son abaissement, sa descente, des adhérences que peut contracter le col de la matrice par suite de nombreuses cautérisations, circonstances qui mettent obstacle à l'entrée du sperme, telles sont les causes assez fréquentes qui produisent la stérilité. — Des écoulements vénériens, des flueurs blanches très-âcres, la produisent fréquemment en amoindrissant la vitalité ou en tuant les *animalcules spermatiques*, qui sont indispensables à la fécondation.

Des observations très-nombreuses tendraient à prouver que les femmes dont la constitution physique se rapproche de celle des hommes, qui ont la taille élevée, des formes rudes, élevées, une voix forte et une peau brune recouverte de poils, surtout au menton et à la lèvre supérieure, sont fréquemment frappées de stérilité. — L'ardeur excessive dans l'acte conjugal, un tempérament faible, apathique, scrofuleux, produisent quelquefois la stérilité. Ajoutons que l'absence des désirs vénériens n'influe en aucune manière sur la fécondation. Cela est si vrai, que des filles violées sont devenues enceintes, malgré l'aversion bien naturelle qu'elles devaient avoir pour leurs ravisseurs, et que des femmes ont conçu et sont devenues fécondes dans les bras de leurs époux, dont elles n'aimaient ni le moral ni le physique.

Les maladies aiguës ou chroniques, telles que les fièvres, les inflammations, les maladies nerveuses, ne causent ordinairement la stérilité que pour un temps, ou jusqu'à leur guérison. La stérilité peut être due à l'excès de graisse ou d'embonpoint. Les filles trop jeunes ou trop âgées sont inhabiles à la génération : les premières, parce que leurs organes ne sont point encore assez développés ; les secondes, parce qu'ils ont perdu leur souplesse naturelle. La maladie dont nous nous occupons peut être encore occasionnée par des accidents survenus dans les couches précédentes, par des avortements, des pertes fréquentes qui affaiblissent l'économie.

Quelquefois c'est au mari qu'il faut imputer la stérilité qu'on reproche à son épouse. Combien d'hommes se plaignent de n'avoir pas d'enfants lorsqu'ils sont incapables d'être pères ! Il est des individus naturellement ou accidentellement impuissants : tels sont ceux qui ont une mauvaise santé, ou qui sont affaiblis par des maladies antérieures. Tels sont aussi les individus que l'excès des plaisirs a ruinés, des gens de lettres usés par les travaux de cabinet et chez lesquels de profondes méditations détournent continuellement les forces vitales des organes génitaux, pour les diriger vers le cerveau. Enfin une grande disproportion entre les organes génitaux des deux sexes, le mépris, la haine ou l'aversion quand la femme est laide ou méchante, la crainte de ne pouvoir accomplir l'acte de la reproduction, sont autant de causes qui peuvent, par le fait de l'homme, rendre la femme stérile. — Toutefois la stérilité chez l'homme est très-rare, elle ne dépend le plus ordinairement que d'une altération particulière du sperme, qui tient à son défaut d'élaboration convenable, ou bien à la diminution ou à l'absence totale des *zoospermes*. — Pour que le sperme soit apte à la fécondation, il doit contenir ces animalcules parfaitement développés et en nombre convenable. — Les pollutions trop réitérées ne permettent pas au sperme d'acquérir les qualités voulues pour la procréation. — La stérilité chez l'homme provient encore d'un âge trop avancé, d'une constitution débile, des fatigues de la masturbation, de l'impossibilité d'entrer en érection, ou bien encore des maladies ou d'un vice d'organisation dans les organes reproducteurs.

Mais de toutes les causes capables de produire la stérilité chez la femme, la plus certaine, c'est le défaut de menstruation, quoiqu'on puisse citer quelques exemples de femmes qui sont devenues mères lors même qu'elles n'étaient pas réglées. Un mariage prématuré et l'âge critique, et même ses approches, sont encore des circonstances qui produisent l'impuissance de procréer. Cependant on a constaté que des femmes de cinquante et même cinquante-cinq ans sont devenues enceintes malgré la cessation entière des menstrues. Les *pâles couleurs*, l'*anémie*, des maladies nerveuses, vénériennes, la gale, des dartres, peuvent quelquefois modifier l'organisation des femmes au point de les rendre infécondes. *Morgagni* a vu communément chez les femmes stériles quelque altération de la peau, qui n'a pas la douceur et la finesse accoutumée et qui quelquefois est couverte d'une pellicule qui tombe et se détache sous la forme de petites écailles. Ce fait curieux ne semblerait-il pas confirmer qu'un principe dartreux peut être cause de la stérilité? J'ai vu, en effet, des femmes atteintes de dartres et qui n'avaient jamais été fécondes. Enfin, il faut reconnaître que fort souvent des causes de la stérilité chez la femme restent ignorées, que certaines restent stériles nombre d'années et finissent par devenir mères. A quoi cela tient-il? A ce que sans doute les constitutions individuelles ne restent pas toujours les mêmes, qu'elles changent avec les âges, et même avec les saisons de l'année. Voilà, sans doute, pourquoi Anne d'Autriche ne mit Louis XIV au monde qu'après l'avoir fait désirer pendant vingt-deux ans, et pourquoi Catherine de Médicis ne devint mère de dix enfants qu'au bout de dix années de mariage.

TRAITEMENT. — Lorsqu'on suppose qu'une ardeur excessive dans l'acte conjugal, une irritabilité trop considérable du système nerveux général ou de celui du col de la matrice en particulier, est la cause de la stérilité, on doit avoir recours à un régime tempérant : la nourriture sera peu succulente, on usera de bains et demi-bains tièdes, et on soumettra la malade à l'usage de la liqueur *anti-nerveuse* dont je parle page 95. Elle s'adonnera à des occupations qui exercent le corps plus que l'esprit, elle évitera tout ce qui peut exciter l'imagination. Les femmes lymphatiques, faibles, atteintes de pâles couleurs, auront recours à un régime fortifiant; les aliments seront nourrissants, de haut goût; le vin sera généreux; les médicaments devront être tirés de la classe des amers et des ferrugineux, et à ce titre la *liqueur fortifiante*, que j'ai préconisée et dont je parle page 96, remplit admirablement bien le but qu'on se propose.

Lorsque la stérilité est due à des pertes fréquentes, à l'irritation des vaisseaux de la matrice, il faut avoir recours aux *calmants*, aux *anti-nerveux*, à une nourriture douce et à un repos complet. On aura recours aux *toniques*, aux *astringents*, à une nourriture fortifiante, si elle est produite par leur débilité. La stérilité doit-elle son origine à un principe vénérien apparent ou caché dans l'économie, à des flueurs blanches abondantes et âcres, à des dartres ou à un principe galeux, ainsi qu'il en existe de nombreux exemples; il est alors indispensable d'user des *moyens dépuratifs* dont j'ai parlé aux chapitres qui traitent spécialement de ces diverses affections. Lorsque trop d'embonpoint met obstacle à la fécondation, il faut largement diminuer sa nourriture, et se soumettre pendant quelques mois à l'usage des *préparations fondantes* et des purgations, qui, en pareille circonstance, prudemment administrées, ont obtenu d'heureux résultats. J'ai vu quelques femmes extrêmement grasses, obèses, obtenir par ces divers moyens sagement combinés un embonpoint ordinaire.

Les engorgements chroniques de la matrice doivent être combattus par des *fondants* internes et locaux ; ses ulcérations, par quelques *cautérisations légères*, en même temps qu'on emploie, selon les circonstances et les diverses périodes de la maladie, des *calmants*, des *toniques*, les *bains* tièdes ou froids, quelques *dérivatifs* sur le canal intestinal, le repos et une nourriture convenable. Lorsqu'il y a relâchement, chute de la matrice, on a recours à des *injections astringentes*, et très-rarement à l'emploi des *pessaires ;* autant que possible on cherche à dispenser les femmes d'un tel moyen, car il est une cause d'irritation incessante qui souvent procure ou entretient des écoulements, et remplit rarement le but qu'on se propose. Lorsqu'il existe des polypes, ils doivent être extirpés. Lorsque le col de la matrice est rétréci, ce qui met évidemment obstacle à l'entrée du sperme durant le coït, et s'oppose nécessairement à la fécondation, il est indispensable qu'il soit dilaté à l'aide d'une sonde douce et flexible, ou bien par des petits cylindres d'éponge qu'on renouvelle. J'ai plusieurs fois, par un pareil procédé qui ne fait nullement souffrir, rendu fécondes des femmes qui, mariées depuis longtemps, n'avaient jamais eu d'enfants.

La femme d'un âge encore trop tendre doit être éloignée de son mari jusqu'à ce qu'elle ait acquis assez de force pour en supporter les caresses; une défloration prématurée affaiblirait ou détruirait peut-être en elle la faculté de concevoir. Au contraire, la femme qui a laissé passer la fleur de sa jeunesse sans écouter la voix de la nature doit tâcher de rendre à ses organes génitaux la souplesse qu'ils ont perdue : les bains de siége, les fomentations émollientes, sont spécialement indiqués en pareil cas. La stérilité qui tient à l'ardeur excessive des époux exige de la modération ; celle qui dépend des lieux, des eaux, de l'air, se guérit par l'émigration ou par des précautions que l'hygiène adapte aux circonstances.

Enfin je ne saurais passer sous silence l'emploi de l'électricité comme moyen très-apte à combattre la stérilité, lorsqu'elle tient à un défaut d'énergie de l'appareil génital. — Six fois sur dix ce procédé a réussi, chez les femmes dont le col de la matrice était en quelque sorte frappé d'insensibilité. Il est donc indispensable de le mettre en usage avec tous les autres moyens qui peuvent raviver l'organisation et modifier la vitalité du col de la matrice.

Je crois devoir terminer ici le traitement de la stérilité. L'ensemble des moyens que j'ai indiqués, mis en œuvre par une main expérimentée, peut le plus ordinairement triompher d'un état affligeant et anormal qui offre une importance d'autant plus grande, qu'il se rattache d'une manière directe à la reproduction de l'espèce. Sans doute, les efforts de la science restent quelquefois impuissants ; mais est-ce là une raison pour ne pas les tenter? Chez la femme, si nerveuse, si susceptible de sa nature, la matrice subit des modifications si étranges dans sa sensibilité, que souvent il ne suffit que de savoir saisir la circonstance, le moment, pour triompher d'une stérilité qui semblait devoir être incurable. Quelques observations, que je relate ci-après, me permettent de prouver que la stérilité est une maladie très-curable quand on sait procéder avec ordre et méthode dans le traitement que réclame un tel état.

OBSERVATIONS

SUR LA STÉRILITÉ CHEZ LA FEMME.

PREMIÈRE OBSERVATION.

Vingt-sept ans ; lymphatique, très-grasse; mariée à vingt-deux ans ; stérilité : cinq ans, par suite d'embonpoint et d'un rétrécissement du col de la matrice ; mère après six mois de traitement; trois enfants en cinq ans.

Madame G..., âgée de vingt-sept ans, d'un tempérament lymphatique, très-grasse, s'était mariée à l'âge de vingt-deux ans à un homme d'une santé parfaite ; elle était bien réglée, mais des douleurs très-vives dans les reins se manifestaient à l'approche de la menstruation. Elle n'avait jamais pu devenir mère. Il n'est pas de moyens qu'elle n'eût employés pour atteindre ce résultat si désiré. Elle vint me consulter ; après l'avoir passée au speculum, je la trouvai bien conformée, si ce n'est que le col de la matrice était très-resserré. Je compris de suite que cette circonstance pouvait empêcher le sperme d'y pénétrer, et que là pouvait être la cause de la stérilité. Je ne me dissimulai pas aussi que l'état presque d'obésité chez la consultante pouvait être encore cause de son infécondité. La malade fut soumise à l'usage *des préparations fondantes iodées* convenablement administrées. Sous l'influence de cette médication, elle diminua d'embonpoint. Tous les deux ou trois jours, je dilatai, à l'aide d'une sonde flexible, le col de la matrice. Et je finis par y laisser à demeure un petit morceau d'éponge fine que je renouvelais tous les cinq jours. Au bout de quatre mois, une perte de sang assez considérable eut lieu. Des moyens appropriés y mirent un terme. Deux mois après, elle devint mère et accoucha heureusement d'un garçon bien portant. Depuis, elle a eu deux couches en l'espace de trois ans. Sa santé est parfaite, et ses menstrues arrivent sans la moindre douleur.

DEUXIÈME OBSERVATION.

Trente-six ans ; tempérament lymphatique ; deux enfants à l'âge de vingt-deux ans ; bien réglée ; sept années stériles, par suite de flueurs blanches, âcres et puantes ; ulcères au col de la matrice ; guérison en cinq mois ; suppression des règles, trois mois ; réglée de nouveau, elle devient mère de trois enfants en quelques années.

Madame S....., d'un tempérament lymphatique, âgée de trente-six ans, s'était mariée à l'âge de vingt-deux ans. Elle eut deux enfants qui ne vécurent que peu d'années. Par suite de quelques chagrins, elle éprouva un dérangement d'estomac, et des flueurs blanches abondantes se manifestèrent. Quoiqu'elle fût assez régulièrement réglée, elle n'avait pu devenir mère de nouveau, ce qui la contrariait infiniment. Elle consulta plusieurs médecins, toujours sans succès. Elle me fut adressée ; je la passai au speculum, et je constatai quelques légères ulcérations au col de la matrice ; une excrétion muqueuse se faisait remarquer sur cette partie. L'écoulement abondant qui se produisait était d'un jaune verdâtre ; la puanteur en était extrême et telle, que mes doigts, qui en avaient été humectés, ne se débarrassèrent de cette odeur qu'à grand'-peine et après plusieurs lavages.

Je ne doutai pas que cette circonstance ne fût la cause de la stérilité. Il y a lieu de présumer aussi que les animalcules spermatiques indispensables à la fécondation ne pouvaient survivre à l'action si corrosive de son écoulement. Je soumis la malade à un traitement dépuratif. Je cautérisai légèrement les ulcérations du col, et je fis pratiquer dans la cavité du vagin des frictions avec une pommade *anti-dartreuse*. Je fus d'autant plus déterminé à en agir ainsi, que cette dame avait eu derrière les oreilles des dartres écailleuses humides qui s'étaient dissipées pour se porter à la partie supérieure des cuisses, d'où elles avaient disparu. Un régime doux et plus tard fortifiant amena une guérison solide qui s'effectua en cinq mois environ. Sa santé devint excellente ; elle engraissa et resta trois mois sans être réglée. Au bout de cette époque, elle le fut deux fois, et devint mère ; depuis, elle a eu trois enfants.

TROISIÈME OBSERVATION.

Vingt-sept ans ; mariée à vingt ans ; un enfant venu avant terme et qui n'a pas vécu ; inflammation du bas-ventre ; descente de matrice ; engorgement de son col ; flueurs blanches ; suppression des règles ; stérilité pendant quatre ans ; retour des règles ; guérison en cinq mois ; grossesse, accouchement heureux.

Madame D....., âgée de vingt-sept ans, devint mère à vingt et un ans d'un enfant qui n'était pas venu à terme et ne vécut que quelques jours.

Elle s'était adonnée à l'usage du café noir; elle en prenait deux et trois fois par jour; elle fréquentait les bals et se serrait très-fortement la taille. Elle fut bientôt prise d'une gastrite et d'une inflammation des intestins qui la mirent à deux doigts du tombeau; elle se rétablit, mais demeura très-maigre et d'une grande susceptibilité nerveuse. Peu à peu elle se plaiguit de douleurs dans les reins; des flueurs blanches se manifestèrent, et la matrice se relâcha au point qu'elle n'était qu'à un pouce de la vulve. Ses règles n'étaient plus revenues; elle était très-constipée; elle éprouvait continuellement des bourdonnements dans les oreilles et une chaleur intense vers le sommet de la tête.

Elle consulta plusieurs médecins; on lui appliqua un pessaire qui, loin de la soulager, ne faisait que l'irriter et accroître l'écoulement verdâtre qui s'était manifesté. Elle alla prendre les eaux de *Vichy*, de *Forges*, mais inutilement. Il y avait quatre années qu'elle souffrait, lorsque je la vis pour la première fois. J'examinai le col de la matrice; il était légèrement engorgé, et la muqueuse du vagin était mollasse. Je considérai que la position pénible de la malade était due à cet engorgement du col. Je prescrivis des injections fortement astringentes dont la base était l'*écorce de chêne;* je soumis la malade à l'usage d'un mélange à la fois tonique, anti-nerveux et fondant; je fis opérer deux fois par jour des frictions sur toutes les parties du corps avec une lotion aromatique fortifiante; je conseillai une nourriture tonique, et graduellement j'amenai la malade à faire usage d'un vin de Bordeaux très-vieux. Une prompte amélioration se manifesta dans le moral et dans le physique de la malade. De temps en temps la matrice fut repoussée avec la main dans sa véritable direction, et, à mesure que l'embonpoint renaissait, que les forces se ranimaient, la matrice revenait à son état normal.

J'ai constaté que la maigreur des femmes les dispose à des descentes de matrice, parce que cet organe, étant moins contenu par la graisse qui devrait l'entourer, cède à son propre poids et tend à sortir du vagin. Aussi ai-je vu très-fréquemment des femmes guérir de descentes par ce seul fait qu'elles devenaient plus grasses.

Quant à madame D....., sa guérison fut complétée par l'emploi des bains de mer; elle devint mère une année après sa guérison; ses règles s'étaient rétablies. Le traitement avait duré huit mois environ.

QUATRIÈME OBSERVATION.

Vingt-trois ans; tempérament faible; suppression des règles; pâles couleurs; gargouillements du ventre; toux sèche; stérilité pendant cinq ans; un enfant; retour des règles seulement après l'accouchement; guérison en quatre mois.

Madame V...., âgée de vingt-trois ans, d'un tempérament faible, ayant les pâles couleurs, non réglée, était restée cinq ans stérile : elle éprouvait habituellement des gargouillements dans les intestins, ce qui la contrariait beaucoup, surtout quand elle allait dans le monde ; on eût cru quelquefois entendre le grognement d'un animal. Toutefois ses digestions s'opéraient bien, et elle n'éprouvait qu'une petite toux sèche qui la prenait quelquefois par quinte.

Plusieurs médecins furent consultés, et, chose étrange, on la purgea maintes fois, et on négligea de la soumettre à l'usage des préparations ferrugineuses, qui sont l'antidote des pâles couleurs. Je la mis à l'usage d'une combinaison à la fois amère et ferrugineuse, à doses assez élevées ; matin et soir des frictions aromatiques furent pratiquées sur toutes les parties de son corps ; des viandes rôties, du gibier, furent presque sa seule nourriture ; du vin vieux de Mâcon fut pris dans de l'eau ferrée, et l'air de la campagne lui fut conseillé.

En quatre mois la guérison était complète ; le visage avait repris de la fraîcheur ; la toux nerveuse avait cessé ; l'embonpoint était revenu ; les gargouillements avaient entièrement disparu, et madame V..... devint mère. Mais ce qui est étrange, c'est qu'elle devint grosse quoique les menstrues ne fussent pas revenues, et ce n'est qu'après l'accouchement qu'elles restèrent régulières.

CINQUIÈME OBSERVATION.

Vingt-six ans ; tempérament nerveux ; désir incessant du coït ; spasme nerveux du col de la matrice ; stérilité pendant huit ans ; guérison après huit mois de traitement ; deux enfants.

Madame la comtesse de B..., âgée de vingt-six ans, d'un bon tempérament, mais d'une très-grande susceptibilité nerveuse, d'une beauté remarquable, d'une imagination vive et d'un esprit orné, fut mariée à l'âge de dix-huit ans. Son mari était dans les meilleures conditions de virilité.

Cette dame, après huit ans de mariage, n'avait pu devenir mère. Elle avait usé de toutes les eaux minérales en renom en Allemagne ; il n'est pas de moyen excitant qu'elle n'eût employé pour amener la fécondité. Le désir d'avoir des enfants occupait continuellement sa pensée, et une mélancolie profonde s'empara de son âme. Elle cherchait, par tous les moyens, à mettre un terme à une position doublement douloureuse, car son mari était profondément attristé d'un tel état de choses.

Pendant qu'elle était aux eaux d'Aix-la-Chapelle, elle eut occasion de rencontrer un conseiller du roi de Prusse, que j'avais guéri d'une affection dartreuse très-grave et d'une affection chronique de l'estomac et des intestins ; il lui parla de moi. Elle se décida à quitter Chambéry, qu'elle habitait habituellement, pour venir passer l'hiver à Paris, espérant en mes salutaires conseils. Je fus consulté par elle dans le mois de novembre 1847.

Avant qu'elle ne se présentât chez moi, je reçus la visite de son mari; je causai de la situation de sa femme; il m'avoua qu'elle était d'un tempéramment très-érotique, et qu'il ne se passait pas de jour qu'il n'eût des rapports avec elle; il me dit que, dans chaque rapprochement, elle avait des convulsions terribles, qui lui faisaient craindre de la voir se briser la tête contre le mur de l'alcôve; que son visage devenait bleuâtre, et qu'il lui était maintes fois arrivé de perdre, dans ces instants d'une extrême agitation, une grande quantité de sang par le nez.

Ces diverses circonstances m'éclairèrent; je ne doutai pas qu'un état fortement spasmodique du col de la matrice ne mît obstacle à la fécondation, en empêchant l'entrée du sperme. Je considérai qu'il devait y avoir chez cette dame une grande excitation du cervelet, ce qui la portait sans doute avec tant de force vers le coït. Je considérai enfin que l'ébranlement nerveux général pouvait être la cause de cette stérilité pour laquelle j'étais consulté.

Je vis la comtesse; elle se soumit non sans peine à une visite que je crus indispensable. Elle était parfaitement conformée, et le col de la matrice était même assez dilaté. Persuadé que j'avais deviné le principe du mal, je soumis la consultante à l'usage de quatre bains chauds par semaine : elle y restait deux heures entières. Chaque matin elle prenait des injections adoucissante et une pommade d'extrait de *belladone* était portée chaque soir sur le col de la matrice, afin de faire cesser son spasme nerveux. J'opérai quelques évacuations sanguines vers la base du crâne, à l'aide de sangsues, afin de dégorger le cervelet et de faire cesser son trop d'excitabilité. Elle fut soumise à l'usage d'une liqueur anti-nerveuse qu'elle prenait trois fois par jour. Sa nourriture fut réduite et ne se composait que de laitage, de fécules, de légumes et de très-peu de viande. J'avais fait cesser entièrement l'usage du thé, du café et du vin; un exercice convenable à pied fut appelé à dériver vers les muscles cet excès d'irritabilité qui s'irradiait du cervelet aux organes générateurs. Je n'avais permis le rapprochement sexuel qu'une fois tous les quinze jours.

Deux mois de traitement ne s'étaient pas écoulés que la malade ne se sentait plus portée au coït. Toute idée lubrique s'était éloignée de sa pensée, et le devoir conjugal semblait être le seul motif qui la portât vers le rapprochement sexuel. Il s'opéra de grandes modifications dans son caractère; d'emportée qu'elle était, elle devint plus calme, et ses pensées se rapportèrent davantage encore vers le besoin de devenir mère. Après huit mois d'un traitement suivi avec une rare ponctualité, un soir, en sortant du spectacle, elle éprouva des envies de vomir et quelques élancements aux bouts des seins; cependant elle venait d'être réglée.

Cette circonstance ne me fit pas désespérer, et le mois suivant me donna la certitude que cette dame deviendrait mère. Nos espérances se réalisèrent ; elle accoucha, non sans beaucoup de douleurs, d'un garçon qui avait des proportions inaccoutumées. Trois ans après, elle eut un deuxième enfant, et comme j'ai perdu cette comtesse de vue, je ne saurais dire si sa fécondité à persisté.

Je dois faire remarquer que les femmes nerveuses qui abusent du coït deviennent souvent stériles, et que ce n'est que par le calme et un rapprochement sexuel assez rare qu'elles recouvrent leur fécondité.

SIXIÈME OBSERVATION.

Vingt-huit ans ; tempérament lymphatique ; affection dartreuse dans son enfance ; réglée seulement à dix-huit ans ; mariée à vingt-deux ans ; traitement végétal dépuratif ; un enfant.

Madame R..., âgée de vingt-huit ans, d'un tempérament mou, lymphatique, avait eu dans son enfance des dartres farineuses sur différentes parties du corps ; ses cheveux étaient tombés en grande partie, son nez avait été enflé, et des croûtes s'y formaient habituellement. Différents moyens qui furent employés, et notamment les eaux sulfureuses, n'obtinrent pas le moindre succès. Elle arriva ainsi à l'âge de dix-huit ans, époque à laquelle elle fut seulement réglée. Six mois après, tous les symptômes de l'affection dartreuse avaient disparu, il n'y avait que les parties génitales qui étaient fréquemment en proie à une très-vive démangeaison, surtout aux approches des règles.

Cette dame se maria, et elle resta stérile jusqu'à l'âge de vingt-huit ans. Sa constitution était devenue excellente. Je pensai que la seule cause de sa stérilité pouvait être attribuée à un vice caché dans l'économie. Maintes fois j'avais été à même de remarquer un pareil phénomène. Je la soumis à un traitement végétal dépuratif, et j'eus la satisfaction de reconnaître que je ne m'étais pas trompé dans mes prévisions, puisque après une année (son traitement n'avait duré que six mois), elle accoucha d'un enfant bien portant.

APPENDICE AUX OBSERVATIONS.

Pour ne point relater ici de nombreuses observations qui dépasseraient les limites que je me suis imposées, je me bornerai à relater très-succinctement quelques faits qui démontrent que la stérilité est très-curable, quand on sait lui opposer une médication rationnelle.

1° Une femme, âgé de vingt-huit ans, chlorotique, mariée depuis cinq ans, était stérile par suite de la débilité de son organisation. — Les préparations toniques, ferrugineuses, et l'électricité plusieurs fois dirigée sur le col de la matrice, la rendirent féconde après un traitement de huit mois environ.

2° Une femme, âgée de vingt-trois ans, d'un tempérament nerveux, avait été mal réglée. Après trois ans de mariage, elle n'avait point eu d'enfant. A la première inspection, je constatai que le col de la matrice était très-allongé, avait une forme conique, et que son ouverture était presque entièrement fermée. — La malade fut mise à un traitement anti-nerveux, des sondes douces et graduées furent introduites dans le col, et, quand sa dilatation fut assez grande, j'y introduisis, pendant deux mois, quelques brins d'éponge. — Les règles se régularisèrent, et après quelques mois elle devint enceinte.

3° Une femme, âgée de trente-deux ans, d'une bonne santé d'ailleurs, très-bien réglée, stérile parce qu'elle ne pouvait que très-imparfaitement cohabiter avec son mari, vint me consulter. Je constatai un rétrécissement extrême du vagin. — A l'aide de bains fréquents et d'une éponge à demeure et continuellement graduée, le canal acquit des dimensions convenables, le rapprochement put s'effectuer sans douleur et la consultante devint mère après quelques mois.

4° Une femme, âgée de vingt-sept ans, éminemment lymphatique, après sept ans de mariage était restée stérile. Un traitement fortifiant, et l'électricité fréquemment répétée sur le col de la matrice amenèrent une grossesse qui eut pour résultat deux enfants.

5° Une femme d'une santé très-débile, âgée de vingt-quatre ans, était restée stérile pendant cinq années. Je la visitai et je constatai un abaissement complet de la matrice en même temps qu'il existait des flueurs blanches abondantes et des maux d'estomac très-opiniâtres. — Un traitement fortifiant, des bains de mer, et l'usage, pendant une année, d'une éponge imbibée d'une solution aluminée, produisirent les plus heureux résultats, puisqu'elle devint enceinte et que son accouchement fut des plus heureux.

6° Une femme, âgée de trente ans, atteinte d'une déviation de la matrice, par suite de longues courses et d'une fatigue extrême, était restée stérile jusqu'à trente-cinq ans. — Par suite de l'emploi du redresseur de MM. Simson et Valleix, elle avait éprouvé de violentes hémorrhagies de matrice et d'atroces douleurs dans tout le bassin. Lorsque je la visitai je constatai une inflammation très-notable du col et une déviation qui était cause d'une constipation opiniatre. Cette dame fut saignée plusieurs fois. Elle prenait trois bains par semaine. — Une éponge continuellement enduite d'eau de guimauve, d'une pommade de belladone, fut mise à demeure dans le vagin. Un repos complet fut gardé. Après quinze mois d'un traitement suivi avec une grande ponctualité, cette dame devint grosse, accoucha heureusement, et sa santé fut complétement rétablie.

7° Une femme âgée de vingt-neuf ans, d'un tempérament échauffé, atteinte de flueurs blanches très-âcres, était restée stérile depuis l'âge de dix-neuf ans, époque de son mariage. — Plusieurs fois son mari avait contracté avec elle des écoulements et des boutons qui se manifestaient sur le prépuce. — Un traitement dépuratif longtemps continué fit cesser l'écoulement, et elle devint enceinte. Il est présumable que la cause de son infécondité pouvait être attribuée à l'action d'une matière irritante qui tuait sans doute les animalcules spermatiques, ou bien amoindrissait leur vitalité.

8° Une femme âgée de vingt-deux ans, ayant eu dans sa jeunesse le corps couvert de dartres, était atteinte en se mariant d'un écoulement d'une nature évidemment herpétique. Cette circonstance mit obstacle à ce qu'elle pût devenir mère. — Un traitement dépuratif, suivi pendant environ une année, modifia heureusement la diathèse dartreuse; une grossesse se manifesta. — L'enfant qu'elle mit au monde était bien constitué, mais, à l'âge de cinq ans, il fut atteint d'une affection dartreuse presque générale. Cette affection héréditaire fut combattue avec succès, par un traitement convenable. Il est probable que, si la mère avait été traitée de bonne heure de son affection dartreuse, l'enfant n'eût point recueilli un si triste héritage.

CONSEILS AUX FEMMES

POUR LEUR TEMPS CRITIQUE.

Après les jours fleuris de la jeunesse, après le mouvement de crise impétueuse et ardente qui l'accompagne et lorsque l'été orageux de la vie s'est déjà attiédi ou dissipé au milieu de tous les événements que le temps emporte avec lui, on voit apparaître une autre époque qui répond pour ainsi dire au troisième âge de l'année, à l'automne : c'est pour nous l'époque de la maturité et du savoir ; c'est pour la femme une saison de tribulations et de douleurs ; c'est un temps de révolution dont la tourmente est réputée si fertile en accidents, qu'on lui a donné le nom de *temps critique*. Cette crise, quoique toute naturelle, n'en doit pas moins appeler l'attention des femmes, dont la vie, selon l'heureuse expression de M. Auber, est une véritable course au clocher, semée d'embarras et d'encombres, et qui n'atteint le terme où tout aboutit qu'au milieu d'incessants dangers.

De quarante-cinq à cinquante ans, dans nos climats, la femme a payé son tribut à la reproduction de l'espèce. La nature va désormais la débarrasser d'une évacuation assujettissante, et lui procurer le repos qu'elle a si justement gagné par tant de souffrances. Tant de dangers menacent la femme parvenue à cette époque, qu'on lui a donné le nom effrayant d'*époque critique*, comme si elle était le jugement de la vie. Les femmes qui ont eu le bonheur de la traverser poussent ordinairement fort loin une carrière assiégée par moins d'infirmités que la vieillesse de l'homme : compensation bien juste des maux sans nombre dont elles furent victimes dans le cours de leur vie ! Mais, pour passer cette époque sans naufrage, il faut qu'elles se soumettent courageusement aux préceptes que leur dicte l'hygiène, la moindre transgression à ces lois devant être sévèrement punie. Leurs aliments, leurs boissons, leurs vêtements, leur habitation, enfin tous les agents modificateurs qui peuvent les influencer à cette époque devront être réglés avec la plus stricte sévérité.

La cessation des règles s'annonce et se manifeste par des inquiétudes vagues, par des malaises, par des douleurs erratiques, et particulièrement par la diminution et l'irrégularité de l'écoulement périodique. Cependant il arrive quelquefois que ces prodromes ne se manifestent pas et que la femme cesse c'être réglée au milieu même de la santé la plus florissante. — Lorsque l'âge critique doit se passer sans orage, les femmes éprouvent à peine quelques légères douleurs dans le bas-ventre, qui s'accompagnent de quelques maux de tête ou d'étourdissements. Quelquefois, au contraire, la révolution critique suit une marche inverse sans pour cela devoir être plus orageuse. Ainsi l'écoulement sanguin devient d'abord plus abondant et plus fréquent qu'à l'ordinaire ; puis il s'arrête tout à coup pour reparaître plus tard, enfin il est supprimé de nouveau et pour toujours.

Lorsque le mouvement critique doit entraîner des accidents plus dangereux, les phénomènes précurseurs prennent un caractère plus grave : la femme se plaint de vapeurs, de migraines ; quelquefois elle éprouve des convulsions et des attaques d'hystérie. Quelquefois le sang coule goutte à goutte, d'autres fois il est si abondant, qu'il constitue une véritable hémorrhagie. Alors apparaissent les symptômes les plus divers : la femme se plaint d'étouffements, de palpitations et de bourdonnements dans les oreilles ; elle est sujette à des démangeaisons générales et à des chaleurs qui lui arrivent par bouffées. Ses yeux sont ternes et languissants, tantôt injectés ou ardents ; son teint, quelquefois pâle et livide, est le plus souvent enflammé ; et son visage est recouvert de taches, de vergetures et de boutons. Son sommeil est lourd et fatigant, elle éprouve des sueurs d'une odeur forte, la matrice accuse des souffrances nerveuses, qui se répandent vers les lombes. Des démangeaisons très-vives aux parties génitales et des écoulements muqueux et sanguinolents viennent hâter l'amaigrissement de la malade. — Pendant ces crises, les femmes sont tristes, moroses, irascibles, souvent injustes, et, dans la solitude qu'elles recherchent, elles répandent des larmes amères. Tels sont les accidents les plus ordinaires qui résultent de la cessation des règles. Les uns se lient à des affections particulières de la matrice, les autres se rattachent au désordre ou à la souffrance sympathique de l'organisation. — Les causes qui peuvent développer ou entretenir ces accidents sont les abus ou la privation des plaisirs de l'amour, les écarts et les excès de régime, et surtout les passions.

Lorsqu'on a toujours mené une vie régulière, la cessation des règles s'opère ordinairement d'une manière lente et facile ; quelques changements seulement, quelques irrégularités à peine sensibles, la précèdent et l'annoncent, aucun dérangement grave ne se manifeste ; il y a même des femmes qui, à dater de cette époque si critique pour beaucoup d'elles, semblent remonter dans la vie et présentent vraiment les apparences d'une seconde jeunesse. Mais il n'en saurait être ainsi de celles qui ont méconnu les préceptes de la sagesse et de la tempérance et qui ont abusé de tout, sans respect pour les lois de la raison et de l'hygiène.

Les maladies qui peuvent atteindre la femme à l'époque du retour sont très-nombreuses. Quand on considère, d'un côté, les rapports sympathiques de la matrice avec toutes les fonctions de l'économie, qu'on rapproche, de l'autre, les observations des praticiens sur les diverses maladies aiguës ou chroniques dont la cessation des règles se complique, ne doit-on pas convenir, avec le père de la médecine, que la matrice cause une infinité de misères à la femme, et qu'elle lui rend sa destinée bien déplorable? — Tantôt ce sont des affections locales, telles que l'inflammation aiguë ou chronique de la matrice, le cancer de cet organe, ou du sein, des flueurs blanches. — D'autres fois, ce sont des affections générales plus ou moins variées. — Ce sont des attaques de rhumatisme, ou de goutte, qui, par leur rentrée, opèrent souvent de graves et innombrables ravages sur les organes intérieurs, des douleurs névralgiques, spasmodiques, fixes sur un point ou bien changeant continuellement et incessamment de place.—Ce sont des éruptions irrégulières, des clous, des érésipèles, des dartres, qui atteignent fréquemment les organes génitaux, l'anus, les oreilles, et même toutes les autres parties du corps où elles excitent, des démangeaisons qui produisent l'insomnie, le dérangement des digestions et une excessive maigreur. — Ce sont encore des affections des yeux, des oreilles, des maladies chroniques des poumons, du cœur, du foie, du canal digestif, des reins ; des coliques violentes, des flatuosités incommodes, des hoquets, des resserrements à la gorge, des insomnies, des rêves fatigants, des convulsions, et des maux nerveux de toute espèce qui viennent assiéger la femme à son époque critique. — Il est digne de remarque que les femmes voient de préférence se développer à la cessation des règles les maladies dont elles portaient déjà le germe. Ainsi ce sont des dartres qui se manifestent, si déjà elle a été atteinte de cette affection ; ce sont des maladies du foie, du poumon, si déjà elle n'en a que ressenti les atteintes, même les plus légères. On peut donc dire en thèse générale, tout en reconnaissant en pareil cas de grandes exceptions, que les maladies de l'époque du retour se développent là où les organes ont souffert, là où les fonctions ont été primordialement troublées.

Tout en reconnaissant les suites fâcheuses que peut entraîner quelquefois l'âge critique, il importe d'avertir les femmes que cette foule de maux qu'elles redoutent au moment de la cessation des règles dépend presque toujours de causes qu'elles peuvent éviter ; et que la marche ordinaire et naturelle des symptômes qui surviennent alors est simple, facile ; au point que, chez plusieurs femmes, elle occasionne à peine un léger dérangement dans la santé. Les causes prédisposantes d'un état contraire sont principalement une menstruation habituellement abondante ou laborieuse, et dont un mauvais emploi de la vie augmente souvent les difficultés ; certaines maladies antérieures des poumons, du foie ou de l'estomac; des maladies de la peau, négligées ou traitées d'une manière peu convenable ; une oisiveté absolue ou un exercice immodéré des organes de la génération ; des passions tristes et chagrines, ou l'abus des substances aromatiques et des spiritueux ; enfin, les habitudes du luxe et cette disposition dans laquelle la sensibilité exagérée et pervertie, rend nécessairement toutes les crises de la vie plus pénibles et plus dangereuses.

Diriger son attention sur toutes ces circonstances, les affaiblir, les éviter et préparer son avenir par un emploi convenable de la vie, est pour les femmes un des moyens les plus assurés pour prévenir les accidents qui marquent quelquefois les derniers moments de la menstruation. — Lorsque cette fonction touche à son terme, et qu'il y a lieu de présumer que son déclin sera douloureux, les organes de la digestion, les rapports atmosphériques et la sensibilité, exigent surtout des attentions particulières et des soins que les médecins ne peuvent recommander avec trop de sollicitude et d'attention.

Dès qu'une femme aura atteint quarante ans et même trente-huit ans, si elle a été réglée de bonne heure, elle s'attachera à se créer une existence paisible, elle se soustraira autant que possible à l'orage des passions, elle évitera tous les excès, tous les abus. Elles se montrera très-sévère sur l'usage du café, du thé et des liqueurs excitantes : elle boira au contraire beaucoup d'eau, et nous insisterons d'autant plus sur ce conseil, que c'est un excellent moyen de modérer l'activité de la matrice et de régulariser l'action qu'elle exerce d'une manière si notable sur tous les autres organes de l'économie.

Comme pendant le déclin de la menstruation, ou même lorsque cette crise est terminée, l'estomac est quelquefois d'une sensibilité dont l'excès rend la digestion pénible et douloureuse, il convient qu'on use d'une alimentation douce, humectante et peu succulente, afin de ne pas introduire des stimulants trop actifs dans l'économie; une pléthore sanguine qui exalterait la sensibilité nerveuse, qui exciterait les organes génitaux, y déterminerait alors un afflux de sang que la nature éloigne des femmes à cette période de la vie. — Des vêtements suffisamment chauds ont l'avantage d'entretenir une transpiration plus abondante qui est propre à diminuer la pléthore et à établir une révulsion qui empêche la concentration des forces et une congestion sanguine vers l'utérus. Sous ces deux points de vue, on devra éviter toute habitation exposée à un air froid et humide. — D'un autre côté, les femmes éviteront autant que possible les appartements trop chauds et les endroits où un très-grand nombre de personnes contribuent à échauffer et à corrompre l'atmosphère. — Elles préféreront la chaleur d'une bonne cheminée à celle d'un poêle; elles banniront toutes les chaufferettes qui prédisposent aux pertes de sang, aux flueurs blanches et à des congestions de la matrice.

Si l'exercice convient aux femmes à toutes les époques de leur vie, il est d'une puissante ressource au moment de la cessation des règles, en contribuant d'une manière efficace au rétablissement de l'équilibre des forces. Le mouvement musculaire et le développement de la sensibilité ont un principe commun; mais, si la sensibilité prédomine, si elle parvient à cet empire que lui font usurper, chez les femmes d'une certaine classe, l'inaction des muscles et le développement immodéré des passions, les forces vitales cessent bientôt d'avoir une marche régulière; elles s'égarent, se pervertissent, et, dans leurs cruelles aberrations, produisent les maladies nerveuses de toute nature, ces tristes effets du luxe chez les peuples modernes. Ce n'est guère que vers la moitié du siècle qui vient de s'écouler qu'on a fréquemment observé ces maladies désignées sous le nom de *vapeurs* et qui sèment tant de tristesse et d'inquiétude sur la vie des femmes. — En conséquence, à l'époque du retour, les femmes auront grand soin de cultiver les exercices du corps, si elles s'y livraient déjà, et d'en contracter insensiblement l'habitude, si elles n'avaient mené jusque-là qu'une vie molle et sédentaire; de plus elles ne craindront pas de pousser ces exercices jusqu'à un certain degré de fatigue, surtout si elles sont fortes et replètes. Toutefois il y a encore un choix à faire entre les différents genres d'exercice.

La danse et l'équitation ne sauraient convenir aux femmes qui ont atteint l'âge critique, elles doivent s'en abstenir, parce qu'elles prédisposent extraordinairement aux hémorrhagies, aux flueurs blanches, aux hémorrhoïdes et même aux descentes de matrice. Les promenades sont sans doute salutaires pour favoriser l'action musculaire et amoindrir la sensibilité qui s'exalte d'une manière anormale à l'époque du retour, mais elles ne sauraient suffire. L'emploi du mouvement musculaire le plus utile est celui qu'exigent ces occupations indispensables et ces soins domestiques, qui s'étendent depuis les mouvements les plus simples jusqu'aux travaux les plus grossiers du ménage et que nous appelons la *gymnastique de Tronchin;* parce qu'en effet ce médecin philosophe, auquel on doit la popularisation de l'inoculation en France et qui était le premier médecin du régent, Philippe d'Orléans, sut prouver aux femmes la nécessité de ces occupations matérielles et leur persuada avec raison que leurs habitudes de luxe, leur vie molle et sédentaire, sont les principales causes des affections nerveuses et de cette faiblesse d'organisation qui multiplie pour elles les chances des indispositions et des maladies. Il faut d'ailleurs remarquer que ce genre d'exercice, si convenable à la nature du sexe, occupe en même temps les muscles et la volonté, qu'il calme les agitations morales, et prévient ainsi cette irrégularité nerveuse, ce trouble de la sensibilité que l'on observe si souvent chez les femmes indolentes que tourmentent sans cesse les goûts frivoles et les passions. Que de femmes tristes et malheureuses au milieu des somptuosités de la vie ont vu s'évanouir de douloureuses émotions, se dissiper un excès de sensibilité, se raviver leurs forces physiques perverties et amoindries, sous l'influence des occupations matérielles les plus infimes, véritable antidote de l'ennui et de cette consomption du corps et de l'âme au milieu desquelles elles se flétrissaient. C'est souvent en tombant du faîte des grandeurs dans des positions médiocres qui exigent de pénibles travaux que des femmes irritables, souffreteuses et mélancoliques, ont pu recouvrer une santé qu'elles avaient vainement demandée aux ressources de notre art.

C'est une précaution excellente pour les femmes qui sont arrivées à l'époque du retour de se coucher de bonne heure et de se lever matin. — Les violentes agitations de l'âme leur sont nuisibles. — Elles doivent s'interdire tout rapprochement sexuel, rendre le réveil de la matrice impossible ; car je ne serais pas éloigné de penser que les plaisirs de l'amour sont à cette époque critique une cause assez fréquente du cancer. Les bains réussissent parfaitement aux femmes qui touchent à l'époque de la cessation des règles; ils doivent être pris à une température moyenne, ils agissent en procurant une détente générale, et en provoquant du centre à la circonférence un mouvement d'expansion salutaire qui prévient les irritations utérines, et qui peut même jusqu'à un certain point détruire encore les congestions locales de cet organe. Nous ne parlons point des bains froids que les femmes, en général, ne recherchent guère, et qu'aucun médecin circonspect n'oserait leur conseiller à l'époque ou les règles cessent. — Les bains de siége et de pieds doivent être évités, car il est très-important de ne pas ramener le sang vers le bassin. Il faudrait que la matrice fût en proie à une irritation nerveuse ou inflammatoire pour en justifier l'emploi. — Il est indispensable aussi de surveiller l'état des intestins, d'éviter leur irritation, et de combattre la constipation. Les moyens les plus doux et les plus simples pour l'empêcher sont des lavements d'eau tiède simples ou mucilagineux. Lorsque des évacuants sont indiqués pour une cause spéciale, il est sage de n'employer que les laxatifs légers. Nous conseillons avec avantage aux femmes les pilules purgatives dont il est parlé page 91, lorsqu'elles sont trop constipées et qu'elles éprouvent vers la tête des phénomènes nerveux et des bouffées de chaleur. On ne saurait trop interdire les purgatifs violents, qui, en accroissant l'irritation de la matrice, y font affluer le sang, ce qui est contre le vœu de la nature.

La cessation des menstrues, nous l'avons déjà dit, s'opère par des irrégularités dans l'éruption des règles, coïncidant, tantôt, avec une diminution notable dans la quantité du flux menstruel, tantôt au contraire, avec des pertes de sang très-abondantes ou avec des flueurs blanches qui augmentent de quantité aux époques menstruelles : voici les précautions qu'exigent ces conditions différentes. — Dans le premier cas, les femmes devront se laisser pratiquer une petite saignée au bras, sauf à la répéter plus tard à de courts intervalles, si les règles étaient ordinairement très-abondantes. L'indication est positive, si la respiration est laborieuse et embarrassée, s'il survient des étouffements et des palpitations, si la femme est sujette aux hémorrhoïdes, aux douleurs articulaires, aux vomissements de sang, aux congestions ou aux inflammations. Loin de se faire pratiquer, sans souci comme sans précaution (comme le font quelques femmes), une large saignée sous le prétexte de n'y plus revenir, il est beaucoup plus sage de n'avoir recours qu'à de petites saignées de temps en temps, et d'imiter ainsi la nature, qui procède avec ordre et gradation dans la cessation des menstrues. Les sangsues et des ventouses scarifiées, au voisinage des organes génitaux, ne doivent être employées que lorsqu'il y a engorgement, congestion sanguine, que tout autre moyen ne pourrait résoudre ; car il est de règle générale d'éviter tout ce qui peut attirer le sang vers l'utérus. — Toutefois les émissions sanguines locales deviennent indispensables lorsque les femmes se plaignent de douleurs lombaires, de pesanteur au bas-ventre, au périnée et aux cuisses, signes qui annoncent une congestion dans les vaisseaux du système utérin. Ajoutons ici d'une manière générale que, lorsqu'il existe des signes bien manifestes de pléthore, ou, si on aime mieux, de trop de sang, il importe d'en diminuer la quantité de quelque manière que ce soit. Le grand art ici consiste à ne pas trop multiplier ces évacuations, et à s'arrêter quand il faut, afin de ne pas épuiser la femme. Il peut être utile, même indispensable, de répéter la saignée plusieurs fois, lorsque les règles sont sur le point de disparaître, mais cette nécessité doit diminuer à mesure qu'on s'éloigne de l'âge critique.

Les femmes ont cru longtemps, et même des médecins ont partagé leur erreur, qu'il était indispensable de s'assujettir à un cautère ou à un vésicatoire, pour éviter les accidents qui se manifestent à l'époque de retour. Le médecin judicieux, loin de faire un précepte général d'un moyen si désagréable sous beaucoup de rapports, doit déterminer les circonstances, assez rares d'ailleurs, qui peuvent rendre les exutoires indispensables. Si une femme, dit Fothergil, a été dès sa jeunesse sujette à des éruptions cutanées, à des ophthalmies, à des gonflements glanduleux, à des douleurs errantes et rhumatismales, le cautère, à l'époque critique, peut prévenir beaucoup d'accidents et un renouvellement de ces maux. Ce que nous disons ici du cautère peut s'entendre aussi du vésicatoire, auquel certains praticiens semblent accorder la préférence, parce qu'il agit d'une manière plus prompte et sur une plus grande surface. Mais, quel que soit l'exutoire qu'on établisse, il est des cas où son emploi est indispensable. Son principal effet étant d'exciter un centre d'irritation sur le lieu où il est appliqué, et d'y attirer une plus grande quantité de fluides, il peut prévenir efficacement l'engorgement ou la congestion des organes qui portent déjà en eux-mêmes un principe d'irritation, et sont par cela même plus susceptibles de s'altérer, par suite de la cessation des menstrues.

A part l'état pléthorique qui domine généralement chez les femmes à l'époque du retour, il faut reconnaître aussi qu'elles sont soumises, en raison de leur grande susceptibilité, à une foule de maux nerveux qui leur rendent la vie insupportable. Ces divers phénomènes, qui se font le plus fréquemment ressentir vers la tête et le cœur, et qui ne sont dus maintes fois qu'à un excès de sang, ne cèdent qu'aux émissions sanguines pratiquées à propos et dans des proportions convenables. Mais en même temps, et surtout plus particulièrement chez les femmes nerveuses, il est indispensable qu'elles aient recours à des moyens qui puissent calmer cet excès de sensibilité qui leur est naturelle, et qui s'accroît toujours à l'époque de cette grande révolution si remarquable dans l'existence des femmes.

Toutes les maladies qui les atteignent alors se manifestent par un état de débilité générale qui réclame l'emploi de quelques toniques légers. Mais le plus ordinairement elles sont affectées d'irritations d'organes, tandis que leur sensibilité plus exagérée, réagissant vivement sur leur moral, les jette souvent dans des accès de tristesse et de mélancolie qui ont droit d'exciter toute notre sollicitude. Une longue pratique nous a démontré que, lorsqu'elles ont la sagesse de se soumettre longtemps à un régime doux et à l'emploi des moyens *dépuratifs* et *anti-nerveux* dont nous signalons les avantages pages 89 et 95 de cet ouvrage, elles parcourent sans entrave, et à l'abri de graves accidents, cette quatrième époque de la vie qu'elles redoutent avec quelque raison ; car il en est beaucoup qui meurent par suite de maladies chroniques qui s'établissent alors, et qu'on eût pu prévenir par des moyens appropriés. — Nous pensons donc qu'il est sage, quand une femme arrive à l'époque du retour, qu'elle s'occupe sérieusement de mettre en pratique les ressources que l'art de guérir et l'hygiène peuvent lui offrir pour échapper aux maux sans nombre qui la menacent. Il ne faut pas surtout oublier qu'une constitution faible, une grande mobilité nerveuse et un tempérament très-irritable, sont des circonstances qui tendent ordinairement à compliquer la cessation des menstrues, la constitution physique ne pouvant se prêter alors que d'une manière irrégulière et laborieuse à l'interruption d'une habitude dont l'influence a réglé et maîtrisé si longtemps le mouvement général de l'organisation. — Ce n'est pas seulement lorsque les derniers moments de la menstruation sont arrivés, et qu'on a lieu de penser que son déclin sera douloureux, qu'on doit diriger son attention sur toutes les circonstances qui pourraient développer de graves accidents, c'est encore même quelques années après que l'orage semble être passé, qu'il est prudent que les femmes persistent dans les sages préceptes qui doivent diriger leur vie, et qu'elles ne rejettent pas des soins journaliers, qu'on ne saurait leur recommander avec trop de sollicitude et d'attention, et surtout à diverses époques de l'année où le sang et le système nerveux semblent s'exagérer dans leurs fonctions. Lorsque enfin elles ont franchi sans accident cette époque si redoutée, il est digne de remarque qu'elles jouissent ordinairement d'une santé robuste, et qu'une grande longévité peut leur être promise.

A l'aide des précautions que nous avons très-rapidement exposées, les femmes pourront éviter les orages du retour et se préparer une vie exempte d'infirmités. Jeunes, ardentes, elles ont été le jouet des passions; plus calmes, affranchies de douloureuses fonctions, dominées dans leur désir par la froide raison, revenues des plaisirs factices, elles peuvent encore arrêter le bonheur et l'empêcher de fuir avec la jeunesse et la beauté, si, écartant des regrets stériles, elles se livrent en paix aux vertus domestiques, aux affections durables, aux joies inappréciables de la famille, aux charmes d'une amitié sincère, et même à un exercice plus régulier de leurs facultés intellectuelles, dont le développement et l'emploi sont dès lors favorisés par une sensibilité moins délicate, mais plus assurée. La vie de l'intelligence et du cœur n'est-elle pas préférable aux caprices et aux futilités de la jeunesse? N'y a-t-il pas dans l'automne des femmes toutes les voluptés qu'offre au regard un doux soleil qui se couche dans un pur horizon?

RAPIDE COUP D'ŒIL

SUR LES MALADIES CHRONIQUES LES PLUS ORDINAIRES

QUI PEUVENT DÉPENDRE DES AFFECTIONS DE LA MATRICE.

L'étroite sympathie qui lie la matrice à tous les autres organes de l'économie fait qu'elle ne saurait être atteinte sans que quelques-uns d'entre eux ne soient affectés de dérangements dans leurs fonctions. J'ai donc cru indispensable de signaler très-succinctement les diverses maladies qui peuvent atteindre les femmes qui souffrent d'une affection chronique de la matrice.

Maladies nerveuses et douleurs rhumatismales.

Elles s'annoncent souvent par des désordres dans les fonctions de l'entendement, par un excès de sensibilité ou de stupeur générale, par une grande exaltation dans les idées, souvent entachées de beaucoup de bizarrerie ou d'une profonde mélancolie. — On peut éprouver sur différentes parties du crâne un froid intense ou une grande chaleur, en même temps qu'on y ressent une forte compression. — D'autres fois, ce sont des vertiges, des bourdonnements d'oreille et le trouble de la vue. — On ressent des douleurs qui errent sur différentes parties du corps, des frémissements, des tiraillements, et comme des palpitations très-fugitives que l'œil peut même apercevoir sur la superficie de la peau. — Quand les maux nerveux se manifestent vers le cœur, on éprouve dans cet organe des resserrements, des points douloureux, des palpitations qui font éprouver des défaillances. — Est-ce l'estomac ou les intestins qui sont en proie à des spasmes nerveux? on ressent des douleurs, des pincements, des crispations dans ces organes. On éprouve des vents, du bruit dans les intestins, de la diarrhée ou de la constipation, des renvois acides, des vomissements et des envies continuelles de manger. — D'autres fois, c'est vers les organes pulmonaires que l'état nerveux se développe. La respiration est difficile; il y a quelques accès d'asthme, surtout quand le temps est orageux. Il existe une petite toux sèche, de l'oppression quand on monte, et quelques matières muqueuses sont expulsées des bronches. — D'autres fois, on ressent des élancements vers la matrice, dans les reins, au haut des cuisses. —

On éprouve des tiraillements dans la vessie, des envies fréquentes d'uriner, avec une extrême chaleur dans le canal de l'urètre. — On ressent dans les jambes des crampes, des inquiétudes, les pieds sont tour à tour froids et brûlants. — Enfin il existe une inquiétude générale qui cesse et revient tour à tour sous l'influence de la moindre inquiétude morale, d'un changement de température, d'une alimentation excitante et d'une affection chronique de la matrice.

Un tel état réclame l'emploi des bains tièdes longtemps prolongés, plus rarement des bains frais. — L'usage de la *poudre végétale*, associée à la *liqueur anti-nerveuse*, moyens dont j'indique l'emploi pages 89 et 95, apportent un calme salutaire sur le système nerveux. — Lorsqu'il y a débilité dans le système nerveux, *chlorose*, *anémie*, la nourriture, au lieu d'être douce et légère comme dans le premier cas, devra être tout au contraire plus substantielle. C'est dans ce cas, où le sang a besoin d'être en quelque sorte reconstitué, que les propriétés vitales sont affaissées, qu'il est nécessaire d'avoir recours à la *liqueur fortifiante*, dont je signale les avantages et l'emploi page 96. — La constipation nécessite des lavements adoucissants et l'usage des pilules *toni-purgatives*. Les douleurs exigent l'emploi de la *liqueur anti-rhumatismale*, indiquée page 98.

Maladie des poumons.

On tousse, on rend en plus ou moins grande abondance des crachats purulents de diverses couleurs souvent mêlés à du sang. — Il y a de l'oppression, des douleurs à la poitrine, au dos, aux reins. — La voix s'altère, les yeux et le visage se creusent, les cheveux tombent. — Les malades maigrissent à vue d'œil, et une fièvre lente les dévore. — L'insomnie est cruelle, les digestions se troublent, la diarrhée se manifeste, et, lorsque l'ulcération des poumons est profonde, à l'extrême maigreur succède souvent la bouffissure du visage, le gonflement des pieds, et la malade s'éteint dans une douloureuse agonie.

Cette affection, qui peut être héréditaire, se développe très-souvent sous l'influence d'une température froide, d'un tempérament lymphatique, scrofuleux; elle est la suite ordinaire des rhumes négligés. — Elle doit souvent son origine à la suppression des règles. — Des accouchements laborieux, des maladies de matrice chroniques, la développent très-fréquemment.

Cette affection réclame le plus souvent l'emploi des émissions sanguines quand elle débute. — Les vésicatoires, les cautères, deviennent indispensables. — L'emploi de la *poudre dépurative*, tour à tour associée à la *liqueur anti-nerveuse* et à la *liqueur fondante*, obtient les plus salutaires résultats, à moins qu'il n'y ait désorganisation des poumons. — Lorsque l'affection pulmonaire est fomentée par une maladie de matrice, c'est vers cet organe qu'on doit diriger ses efforts. — Une longue étude que j'ai faite des maladies de poitrine m'a convaincu qu'une nourriture très-substantielle était préférable à un régime trop doux qui ne saurait remédier à un épuisement continuel, et, à ce titre, je me suis bien trouvé de l'emploi de la *liqueur fortifiante*, indiquée page 96, et d'une médication toute fortifiante, quand les premiers symptômes d'une irritation aiguë ont disparu.

Maladies du cœur.

C'est parce que l'anévrisme du cœur est presque toujours la suite des palpitations qu'il est très-important de ne pas les négliger, afin de ne pas s'exposer à contracter une maladie incurable. — Un changement subit du pouls, une difficulté inaccoutumée de respirer, une grande gêne à la région du cœur, l'état convulsif et désordonné de ses contractions, tels sont les symptômes qui caractérisent les affections du cœur.— Souvent le trouble des idées et des sens précède les palpitations; très-souvent aussi la douleur de tête, le vertige, le tintement d'oreilles, les accompagnent.

Une extrême sensibilité du système nerveux, une irritation, une inflammation des fibres du cœur, de ses enveloppes, un principe rhumatismal, une inflammation de l'estomac et des intestins réagissant sympathiquement sur lui, un état chlorotique et anémique, et quelquefois une exubérance de sang, une affection de la matrice, la suppression des menstrues, telles sont les causes les plus ordinaires des maladies du cœur.

Si la malade est d'un tempérament sanguin, une saignée du bras est indispensable. Si l'état pléthorique est moindre, quinze à vingt sangsues à l'anus peuvent être préférées. — Des applications de sangsues ou de ventouses scarifiées se montrent souvent très-favorables appliquées sur la région du cœur. — La *liqueur anti-nerveuse* sera associée à la poudre végétale. — Quelques pilules purgatives, surtout s'il y a constipation, opèrent un effet dérivatif essentiellement salutaire. — Des sangsues au creux de l'estomac sont motivées par une gastrite, cause si fréquente et si méconnue des palpitations. — Un état *chlorotique* et *anémique* exige l'emploi de la *liqueur fortifiante*, comme un principe rhumatismal nécessite l'usage de la *liqueur anti-rhumatismale*, indiquée page 98, et associée à la poudre végétale. — Une nourriture douce ou fortifiante, selon qu'il y a irritation ou faiblesse, vient en aide au traitement que je viens d'indiquer. — La suppression des règles, l'époque du retour, doivent être pris en considération si ces circonstances ont développé l'affection du cœur.

Obstruction du foie.

Cet état du foie succède le plus souvent à l'inflammation de cet organe, à des fièvres intermittentes, à la gastrite, et se manifeste plus particulièrement à l'époque du retour, et se lie aux maladies de la matrice, à la suppression intempestive des menstrues. — Les symptômes des obstructions du foie sont assez variables; cependant les plus ordinaires sont : douleur sourde, pesanteur et gonflement de la région du foie (côté droit), couleur jaunâtre de la peau et quelquefois du blanc des yeux, difficulté de se coucher du côté gauche, langue jaunâtre, digestion plus ou moins laborieuse, renvois fétides par la bouche, excréments grisâtres, cendrés et constipation. — Peu à peu l'embonpoint diminue; il survient des sueurs nocturnes; une fièvre lente, hectique, se développe; les pieds enflent; le plus souvent l'hydropisie se déclare, et la malade succombe.

On appliquera vingt-cinq sangsues à l'anus ou au creux de l'estomac si la gastrite a produit la maladie du foie. — On prendra trois ou quatre bains tièdes chaque semaine et des lavements de guimauve tous les jours. — On soumettra la malade à l'usage de la *liqueur anti-nerveuse*, associée à la poudre dépurative, et, lorsque l'irritation aura en grande partie cessé, que l'état sera devenu chronique, on associera au moyen dépuratif l'usage de la *liqueur fondante* indiquée page 97. — La région du foie devra être frictionnée matin et soir avec la *pommade résolutive* indiquée page 93. — Si l'affection était profonde, on appliquerait un vésicatoire sur la région du foie, et sa suppuration devrait être longtemps entretenue. — Des pilules purgatives, en même temps qu'elles opèrent une dérivation salutaire sur le canal digestif, combattent la constipation, qui accompagne le plus souvent les engorgements du foie. — Le régime sera doux et végétal, et la malade ne boira que de l'eau pure à ses repas.

Maladies de l'estomac et des intestins.

Les douleurs de l'estomac et des intestins, désignées sous les noms divers de *gastrite*, de *gastro-entérite*, de *gastralgie* ou *crampes d'estomac*, se manifestent d'ordinaire par une vive douleur lancinante, déchirante ou obscure vers la région de l'estomac, et par un malaise, un sentiment de faiblesse, de délabrement, de pesanteur, de distension, de tiraillement, d'anxiété et de chaleur vers cet organe. Ces divers états cessent et reparaissent tour à tour. — La paume des mains est chaude; il y a de la fatigue dans tous les membres, douleur de tête, tendance au sommeil, et fréquemment constipation opiniâtre. On éprouve quelquefois des douleurs sourdes dans la poitrine, aux épaules, aux coudes; on ressent un vif besoin de prendre des aliments. D'autres fois, tout au contraire, on éprouve un dégoût insurmontable pour toute espèce d'aliments; des battements se font ressentir dans la région de l'estomac, et quelquefois d'une telle force, qu'on se croirait atteint d'anévrisme. On éprouve souvent des étourdissements ; la langue est picotée de rouge et quelquefois sèche; on éprouve souvent des envies de vomir; l'estomac est comme ballonné et dégage des rapports d'une odeur désagréable; quelquefois les aliments sont vomis. Sous l'influence de tous ces phénomènes qui se renouvellent tous les jours, la malade maigrit, se décolore, et, en proie à des inquiétudes, à des défiances, à des tristesses continuelles, elle déteste la vie et redoute la mort. — Lorsqu'il y a *cancer* ou *maladie du pylore*, on éprouve des douleurs lancinantes dans le côté droit, et on sent une grosseur allongée dans cette région d'autant plus appréciable, que l'amaigrissement fait plus de progrès. On vomit presque tous les aliments après les avoir pris. Le pouls et la chaleur s'accroissent après chaque repas; la peau se sèche et devient aride; le visage prend un aspect terreux et devient jaune comme la cire; les vomissements finissent par devenir continus, et tout est rejeté, jusqu'aux boissons les plus légères.

Lorsque l'affection est dans les intestins, une douleur fixe et constante dans un point du ventre est ordinairement le premier symptôme dont se plaint la malade. — De ce point affecté partent des douleurs qui se répandent dans tout le reste du ventre, dont le volume augmente par degrés. On rend des vents et souvent des matières glaireuses, bilieuses et quelquefois sanguinolentes; les digestions sont excessivement difficiles, et c'est quelques heures après avoir mangé, et quelquefois immédiatement après, que les malades éprouvent de vives douleurs. Souvent, au milieu de ces divers phénomènes, la respiration est gênée, et la malade porte un visage plombé et amaigri.

Si l'on considère que l'estomac et les intestins sont sans cesse en rapport avec les substances végétales, animales et minérales qui leur sont appliquées à titre d'aliments, d'assaisonnements et de boissons; si l'on considère que ces organes, si nerveux, si irritables, sympathisent avec toutes les parties du corps, et que leurs relations avec le cerveau sont des plus intimes, on ne sera pas étonné de la fréquence de leurs maladies et de celles dont ils sont la source : en effet, beaucoup d'affections d'organes ont leur origine dans le canal digestif, qui s'irrite si facilement sous l'influence non-seulement de l'air, mais encore des substances alimentaires et des passions, qui, allant retentir en écho vers le cerveau, y déterminent les phénomènes nerveux les plus extraordinaires. — A toutes ces causes capables de produire l'inflammation du tube digestif, on doit joindre l'existence d'une diathèse dartreuse ou scrofuleuse, et l'inflammation lente et chronique de la matrice. — Les troubles de la menstruation, qui accompagnent si fréquemment les *pâles couleurs*, et l'*époque du retour*, sont des circonstances qui président fort souvent au développement des maladies gastro-intestinales.

Lorsque les maladies de l'estomac et des intestins sont caractérisées par une inflammation vive de ces parties, on doit appliquer quinze à vingt sangsues ou des ventouses scarifiées au creux de l'estomac. — Si l'inflammation est dans le gros intestin, on appliquera les sangsues à l'anus. — Si l'inflammation occupe les petits intestins, elles seront appliquées sur les points du ventre les plus douloureux. — Des boissons adoucissantes, des lavements à la guimauve, des bains tièdes, l'emploi de la *poudre végétale* associée à la *liqueur anti-nerveuse*, seconderont parfaitement l'emploi des émissions sanguines dont on pourrait se passer si l'inflammation n'avait aucune importance et que l'état nerveux de l'estomac (*gastralgie*) dominât. — Lorsque l'irritation est violente, l'abstinence doit être complète. — Dans un état moins grave, on se borne à des potages, et, lorsque la maladie est tout à fait chronique, la malade a recours à une nourriture plus substantielle : de bons potages, des légumes, du poisson, des viandes blanches, de l'eau pure, et plus tard de l'eau rougie, constituent le régime qu'il convient de suivre.—L'emploi d'un aliment féculent, tel que l'*aliment indien* dont je parle page 81, est très-propre à rétablir les fonctions gastro-intestinales, parce qu'il nourrit beaucoup sous un petit volume et sans fatiguer l'estomac et les intestins. — Lorsque enfin, après un traitement plus ou moins long, il reste de l'atonie dans les organes digestifs, on doit avoir recours à la *liqueur fortifiante* indiquée page 96. Nous rejetons généralement l'emploi des purgatifs, parce qu'ils irritent, et il n'y a qu'une constipation opiniâtre qui nous engage à les prescrire. Mais nous pensons qu'il est sage, avant d'user des pilules purgatives, d'essayer de l'emploi des lavements, qui dispensent souvent de tout purgatif. — Les personnes atteintes de maladies gastro-intestinales doivent porter des vêtements chauds, éviter le froid, respirer un air pur, habiter un climat tempéré, et éviter autant que possible les émotions vives et les passions tristes.

Maladies des voies urinaires.

Ces maladies sont caractérisées par des douleurs de rein qui occupent la région lombaire. — D'autres fois, la vessie, atteinte de douleurs très-vives, excite des envies fréquentes d'uriner, et les urines ont des aspects divers selon l'intensité de l'inflammation. Elles sont d'abord incolores, plus tard elles sont sédimenteuses, rouges, glaireuses et quelquefois sanguinolentes; quelques malades rendent de la gravelle. — D'autres fois il existe dans le canal de l'urètre une inflammation qui donne lieu à un écoulement de matière âcre qui rougit et enflamme les parties génitales. — Une diathèse dartreuse, syphilitique, des hémorrhoïdes supprimées, l'abus du coït, des boissons excitantes, la suppression des menstrues, l'inflammation chronique de l'utérus, ses diverses déviations, l'époque critique, des fatigues excessives, une température froide et humide, telles sont les circonstances les plus ordinaires qui développent les maladies des voies urinaires.

A quelques exceptions près, le traitement de ces diverses affections est le même. — La *poudre végétale dépurative* associée à la *liqueur anti-nerveuse*, des bains tièdes fréquemment répétés, des lavements adoucissants, un repos absolu, un régime doux et végétal, quelques émissions sanguines par les sangsues appliquées aux reins, sur la région de la vessie ou à l'anus si l'inflammation est vive, tels sont les moyens les plus propres à combattre les diverses affections dont je viens de parler.

Hémorrhoïdes.

Des petites tumeurs situées à l'anus, et qui ne sont que des veines gonflées et gorgées de sang, constituent cette maladie. Elles peuvent se développer dans l'intérieur du fondement. Si elles sont quelquefois sèches, d'autres fois elles rendent du sang et souvent une matière âcre. — Les personnes bilieuses, mélancoliques, sont plus sujettes que les autres à cette maladie. La constipation, les efforts pour aller à la selle, la grossesse, les obstructions du foie et des autres organes contenus dans le ventre, la suppression des menstrues, une affection dartreuse envahissant l'anus, des maladies syphilitiques anciennes, une affection chronique de la matrice, telles sont les causes les plus ordinaires d'une affection souvent très-douloureuse par les élancements et les démangeaisons qu'elle occasionne.

Se tenir le ventre libre par des lavements fréquents, user de la poudre végétale, appliquer quelques sangsues sur les hémorrhoïdes, prendre des bains entiers, faire quelques frictions sur les parties malades avec la *pommade résolutive*, employer quelques lotions de même nature, avoir recours à un régime doux et végétal, tels sont les moyens qui triomphent le plus ordinairement d'une maladie d'autant plus rebelle qu'elle n'est souvent que l'expression d'une maladie du foie, ce qui nécessite alors des moyens plus énergiques.

Constipation.

Cette incommodité occasionne fréquemment des maux de tête, des dartres, des feux au visage, le vomissement, des coliques, des hémorrhoïdes, la tension et la pesanteur du ventre. Elle peut être due à la grossesse, à une inflammation chronique de la matrice, à son déplacement, à une affection du foie, à l'usage de boissons excitantes et d'aliments de même nature, ainsi qu'à un état d'atonie du canal digestif.

L'emploi de la poudre végétale, une alimentation douce, des végétaux, des fruits aqueux, des boissons rafraîchissantes, quelques pilules purgatives, se lever de bonne heure, se présenter tous les matins à la garde-robe, que l'on ait besoin ou non, pour régulariser les selles, tels sont les moyens les plus ordinaires pour combattre la constipation. — Lorsque cette incommodité se lie à une faiblesse du canal intestinal, les toniques deviennent indispensables. — Les affections chroniques de l'utérus, ses déviations, nécessitent le traitement que j'ai déjà indiqué pour combattre ces affections.

Maigreur.

Cet état de maladie, où la graisse disparaît entièrement, et où la peau décolorée, ayant un aspect terreux, est en quelque sorte collée sur les os, est quelquefois poussé à un tel degré chez certaines personnes, que l'on croirait voir marcher des squelettes. — Le plus souvent cet état si douloureux au regard est l'indice de l'affection chronique de quelque organe et fréquemment de la matrice. — Des passions violentes, l'abus du coït, l'onanisme, des veilles prolongées, des chagrins profonds, de longues maladies, des abstinences forcées, l'abus des boissons spiritueuses, et très-fréquemment une gastrite chronique et une irritabilité nerveuse très-prononcée, sont les circonstances sous l'empire desquelles la maigreur se produit.

Quand l'amaigrissement est dû à une affection du poumon, du foie, de l'estomac, de la matrice ou de tout autre organe, on doit avoir recours au traitement indiqué pour ces divers cas. — Une abstinence prolongée, une longue maladie, nécessitent l'emploi de la *liqueur fortifiante* indiquée page 96. L'appauvrissement du sang exige le même moyen, ainsi que des préparations ferrugineuses et une nourriture substantielle. — Des frictions générales aromatiques, des bains froids, un vin généreux, un air pur, le calme de l'âme, sont les moyens les plus généralement employés pour combattre la maigreur. — Quand la gastrite, une excitation nerveuse, développent cette maladie, les adoucissants, les rafraîchissants, les anti-nerveux, un régime doux et les potages féculents, tels que le *tanakoub de l'Inde* dont je parle page suivante sont les seuls moyens de rétablir les digestions, de raviver le système nerveux et par suite de faire cesser la maigreur.

Régime qu'il convient de suivre dans le traitement des maladies chroniques.

Afin d'éviter une fastidieuse répétition, je n'ai pas cru devoir tracer le régime qui convient à chacune des maladies humorales nerveuses ou inflammatoires dont j'ai parlé dans cet ouvrage. Il m'a paru plus convenable de tracer dans ce chapitre des règles générales dont ne devra pas s'écarter le malade qui est soumis à l'usage du traitement végétal dépuratif.

C'est au malade à rendre le régime plus ou moins sévère, selon la gravité de son mal. Il va sans dire qu'il doit être bien différent quand on a une dartre sur la peau ou une irritation *gastro-intestinale* ou *pulmonaire*. Il doit encore différer selon que l'on est fort ou faible; dans le premier cas, l'alimentation pourra être moins nourrissante que dans le second. Enfin les habitudes doivent être prises en considération.

Les malades qui se soumettent au traitement dépuratif doivent éviter tout ce qui est capable d'échauffer ou de donner de l'âcreté aux humeurs. C'est une chose bien connue, et qui est incontestable, que le gibier, les viandes salées ou fumées, le porc et les ragoûts dont on relève la saveur par trop d'épices; que les liqueurs alcooliques, les vins spiritueux dans leur état de pureté, empêchent ou contrarient la guérison des maladies chroniques; aussi Hippocrate voulait-il que tous les aliments lourds ou indigestes fussent interdits aux personnes atteintes de ces maladies. On ne peut, en effet, nier que toutes les nourritures échauffantes ne soient en opposition avec le résultat qu'on doit attendre des remèdes, et, lorsqu'on suit avec attention la marche de ces affections, on reconnaît toujours, le lendemain, les écarts de régime que les malades ont commis la veille. Peu d'instants même après un repas où l'on aura pris trop de vin, de boissons excitantes ou d'aliments échauffants, on ressent de l'irritation dans l'organe affecté: si c'est le poumon, on tousse, on sent de l'ardeur à la poitrine; si c'est la gorge qui se trouve atteinte d'un mal chronique, on éprouve dans cette partie de la chaleur, de la sécheresse, des picotements; si la vessie et le canal de l'urètre sont irrités, sous l'influence d'un régime excitant, cette irritation se ranime; si ce sont les intestins, la constipation ou le dévoiement se manifestent; si c'est la peau qui est atteinte d'une affection dartreuse, un écart de régime ne tarde pas à éveiller de douloureuses démangeaisons. L'éloignement de toute alimentation échauffante est donc de la plus impérieuse nécessité.

Conséquemment à nos principes, les malades pourront faire usage du bœuf, du mouton, du veau, de la volaille. Le poisson leur convient, s'ils n'ont ni dartres ni disposition à cette maladie. Les œufs, les plantes potagères, les salades de laitue, de romaine, peu assaisonnées, c'est-à--dire sans poivre et faiblement vinaigrées, ne leur sont point nuisibles, ainsi que les fruits bien mûrs et peu acides; le vin sera trempé de beaucoup d'eau, et, lorsque les malades pourront se soumettre à cette seule et dernière boisson sans s'affaiblir, ils auront déjà fait un pas vers leur guérison; ils se priveront de café et de thé, à moins qu'une très-longue habitude n'en ait rendu l'usage indispensable; dans ce dernier cas, on devra mitiger ces boissons avec beaucoup de lait. Qu'on ne perde pas de vue que c'est déjà un régime que d'user avec modération de toute chose.

Nous ne saurions trop recommander les farineux en général aux personnes qui sont atteintes de maladies chroniques et chez lesquelles l'irritation domine. — Longtemps nous avons soumis nos malades au sagou, au salep, à l'arrow-root, au tapioca; aujourd'hui, après de nombreux essais sur tout ce qui a rapport à l'alimentation, chose des plus importantes dans le traitement des maladies, nous avons trouvé que le *tanakoub, aliment indien,* qu'on prend sous forme de potage au lait, au gras ou au maigre, possédait des qualités nutritives bien supérieures à celles que je viens de désigner. — Cet aliment a non-seulement l'avantage d'adoucir et de calmer les organes irrités, mais encore, chose d'une haute importance, il contient sous un petit volume une très-grande quantité de substance nutritive; circonstance qui lui permet de réparer les forces sans réveiller la fièvre et l'irritation des organes malades. — Le rapport médical qui a été fait sur cette substance alimentaire nous a porté à faire des essais nombreux, et notre loyauté nous oblige à dire qu'aucune autre substance féculente ne saurait lui être comparée. Aussi ne nous étonnons point qu'elle soit si recherchée en Orient. Quant à nous, sans rejeter les autres moyens, quoiqu'ils lui soient bien inférieurs, nous conseillons cet aliment contre l'épuisement des forces, aux tempéraments bilieux, aux constitutions nerveuses, aux personnes sèches, amaigries, à celles chez lesquelles la nutrition a souffert et qui sont en proie à des irritations d'organes, et plus particulièrement du canal digestif. — Les enfants qui doivent être sevrés trouvent un grand avantage dans cette préparation alimentaire. — On ne saurait oublier qu'ils meurent très-jeunes quand on les soumet à une alimentation trop active, qui, loin de les fortifier, les amaigrit et produit des obstructions du ventre.

Les malades devront se soustraire au froid et à l'humidité; ils y parviendront en portant des gilets de flanelle en contact immédiat avec la peau. Des frictions sur toute la surface cutanée, pratiquées avec une brosse douce ou un morceau de flanelle, produisent des effets essentiellement salutaires, en ranimant l'organisation et en favorisant les fonctions de la peau. Les vêtements secs et chauds, les bains tièdes ou chauds, et froids dans quelques circonstances que nous aurons soin d'indiquer, concourent efficacement à la guérison des maladies chroniques. Un exercice convenable dans un air aussi pur que possible et une grande propreté sont deux choses sur lesquelles je dois insister. L'usage des lavements à l'eau simple ou avec une décoction de graine de lin est encore salutaire; ils ont l'avantage de tenir le ventre libre en même temps qu'ils produisent sur le canal intestinal un effet rafraîchissant. Qu'on ne s'étonne point de me voir mentionner dans ce chapitre l'emploi des lavements; le régime comprend, outre les aliments et les boissons, l'ensemble de tous les agents hygiéniques dont l'homme peut faire usage : ainsi le sommeil et la veille, qui ne doivent pas être trop prolongés, le travail et le repos, qui doivent se renfermer dans des bornes convenables, tout ce qui peut exciter des sentiments gais et agréables, enfin l'éloignement d'occupations trop sérieuses et de tout excès, tels sont les moyens et les circonstances les plus propres à seconder les effets de ma méthode dans le traitement des affections chroniques de la peau et des divers organes de l'économie.

On ne saurait méconnaître les influences que les diverses propriétés de l'air exercent sur les organes de l'économie; et si, pour vivre dans un meilleur état de santé, il est nécessaire de respirer un air pur et de se trouver dans une température moyenne, on comprendra facilement de quel avantage il peut être pour les personnes faibles et affectées de maladies chroniques, et surtout pour les femmes, les enfants et les vieillards, de vivre sous l'influence de cette condition atmosphérique. Lors donc que les circonstances le permettront, les malades seconderont parfaitement bien les effets du traitement en quittant l'air impur des villes pour habiter la campagne : on se sent revivre aux douces chaleurs de la Provence ou sous le beau ciel de l'Italie. Heureux donc celui qui peut quitter de froides contrées et aborder à ces plages heureuses, où tant d'hommes ont trouvé une santé qu'ils avaient vainement cherchée ailleurs !

DEUXIÈME PARTIE

DE LA NOUVELLE MÉTHODE

VÉGÉTALE, DÉPURATIVE, RAFRAICHISSANTE ET ANTI-NERVEUSE

Cette méthode toute rationnelle, et qui est le fruit d'une longue expérience, découle nécessairement de la doctrine que j'ai émise touchant l'origine des maladies chroniques. Mes études constantes sur toutes ces affections lentes, qui usent l'organisation, ont suffisamment démontré qu'une dégénération du sang et des humeurs, l'inflammation sourde ou l'irritation nerveuse des organes affectés, en étaient ensemble ou tour à tour les causes les plus ordinaires. Pourrait-on mettre en doute la solidité de cette assertion lorsque des ouvertures cadavériques viennent la confirmer? En effet, chez des individus morts par suite des maladies chroniques, on trouve les organes endurcis, engorgés de sang, et d'autres fois en proie à des ulcérations étendues et à une sécrétion purulente qui s'échappe avec abondance de leur tissu profondément altéré. C'est en ne perdant pas de vue ces deux points capitaux, l'irritation sanguine et nerveuse de l'organe malade, sa suppuration et la dégénération de nos humeurs, que j'ai pu établir un mode de traitement dont le temps a confirmé le succès. Sans doute je n'ai pas toujours pu triompher de tous les maux : il en est de si invétérés, qu'on ne peut espérer que du soulagement, et c'est déjà beaucoup obtenir que de rendre la vie supportable. Que peut la meilleure méthode quand les organes sont détruits, que les fonctions sont interverties, et que le principe de vie n'est plus qu'une étincelle? Toutes les puissances de l'art pourraient-elles ranimer un cadavre ?

Convaincu que, dans la plupart des maladies chroniques de nos organes et des affections dartreuses, vénériennes, scrofuleuses, goutteuses ou rhumatismales, il y a le plus souvent un principe humoral à détruire, une irritation sanguine et nerveuse à combattre, j'ai senti le besoin de doter l'art de guérir d'un médicament renfermant à la fois des propriétés dépuratives et rafraîchissantes. C'est vers les substances émollientes, anti-nerveuses, sudorifiques et diurétiques, que j'ai dû tourner mes regards. Les premières calment l'irritation des organes, et, les ramenant à leur état primitif, rétablissent le jeu des fonctions, tandis que les secondes, neutralisant, expulsant par la transpiration insensible et les urines les matières qui circulent dans la masse du sang, détruisent ainsi l'acrimonie de nos humeurs. J'ai combiné ces substances, je les ai administrées sous les formes et les doses les plus variées, et c'est après des essais multipliés que j'ai pu constater qu'elles n'ont des qualités calmantes et dépuratives efficaces qu'autant qu'elles sont administrées autrement qu'en tisane ou en sirop.

Le choix des substances anti-nerveuses, rafraîchissantes, sudorifiques et diurétiques, était encore chose importante ; aussi chacune d'elles a tour à tour été employée, et c'est en multipliant mes essais que j'ai pu m'assurer, par des faits soigneusement observés, de leur degré d'efficacité. Mon choix a donc été le fruit d'une longue expérience. Je dois répéter encore que les diverses substances médicamenteuses prises en tisane ou en sirop se montrent peu efficaces, qu'il n'y a véritablement que la forme de poudre qui leur conserve toutes leurs vertus, et que cette forme est celle que j'ai adoptée. C'était un grand problème à résoudre que d'arriver à donner à un malade, sous un petit volume et sans le fatiguer, une grande quantité du principe extractif d'un médicament. Ce problème, je l'ai résolu, puisqu'on prend en trois verres par jour ce que vingt verres d'une décoction désagréable pourraient à peine contenir. Quels effets ne doit-on pas attendre d'un dépuratif qui, par sa forme et le choix des substances qui le composent, se montre à la fois doux et puissant !

Cette composition, mélange à la fois de substances calmantes, sudorifiques et diurétiques, je l'ai désignée sous le nom de *poudre végétale dépurative et rafraîchissante*. Elle est d'un goût agréable, elle s'applique avec succès au traitement des dartres, de la gale, des écrouelles, de la syphilis, et de toutes les maladies opiniâtres, humorales ou inflammatoires, quelque forme d'ailleurs qu'elles puissent revêtir. Elle convient à tous les âges, à tous les sexes; elle s'emploie dans tous les climats, et, comme elle n'est formée que de substances douces et dépuratives, elle peut être employée pour les tempéraments les plus délicats. Il est des individus qui, par suite de plusieurs traitements avec le mercure, recèlent dans leur sang des parcelles de ce dangereux métal; l'emploi de cette poudre, agissant sur les fonctions de la peau et des reins, favorise son expulsion, et délivre ainsi les organes d'un principe qui, en même temps qu'il favorise la dégénération du sang et des humeurs, porte une vive irritation non-seulement sur les os, mais encore sur le système nerveux.

La poudre végétale pousse fortement aux urines; elle est essentiellement utile lorsqu'elles sont rouges et sablonneuses. Son usage habituel s'oppose efficacement au développement de la gravelle, et, par suite, de la pierre. Les personnes constipées, celles qui éprouvent de l'insomnie, celles qui ont le sang échauffé et le système nerveux irrité, trouveront dans son emploi journalier des avantages qu'aucun médicament ne pourrait leur offrir. En effet, ce spécifique, introduit dans le sang, en adoucit l'acrimonie et tempère les matières ardentes dont il est infecté; il résout sa viscosité, son épaississement, et, parcourant avec lui les organes de sa circulation, il expulse par la transpiration insensible, par les urines et par les autres voies naturelles, les matières fondues, séparées et rendues fluides. Ce médicament ne fait ici qu'aider la nature, qui tend sans cesse à se débarrasser des matières acrimonieuses qui l'assiégent. Mais ce n'est malheureusement pas toujours à l'extérieur que se fait un pareil transport : souvent il a lieu vers le poumon, le foie, ou d'autres organes importants; à quels dangers n'est-on pas alors exposé? Le médicament dont je parle sait éliminer tout ce qui met obstacle à l'accomplissement des fonctions de l'économie.

Ma méthode ne se compose pas de l'emploi d'un médicament, mais au contraire d'un ensemble de moyens que l'expérience a coordonnés et qui sont susceptibles de combattre avec efficacité les affections de la peau et toute la série des maladies opiniâtres qui assiégent notre organisation. Vouloir qu'un seul et unique médicament, *sans appui de tout autre moyen*, puisse se ployer aux affections les plus diverses et combattre les symptômes qui les caractérisent, c'est faire preuve de folie ou bien se montrer tout à fait étranger aux plus simples règles de l'art de guérir : je laisse à un charlatanisme éhonté de si ridicules prétentions. J'ai mis à profit tous les médicaments dont une longue expérience a constaté les heureux effets. A l'exemple de quelques médecins, je n'ai pas proscrit les émissions sanguines et les vésicatoires; je n'ai pas frappé d'anathème l'émétique, le quinquina ou l'opium, etc.; et tout cela dans le but de prouver qu'un seul médicament suffisait aux innombrables maladies qui nous tourmentent; j'ai, au contraire, appelé à mon aide tous les agents médicamenteux dont l'expérience des siècles a constaté les effets, et, les combinant avec bonheur à des moyens à la fois végétaux, dépuratifs, rafraîchissants et anti-nerveux, j'ai pu triompher des

maladies les plus graves, qui avaient résisté à des médications longtemps et inutilement continuées. Médecin éclectique[1], je ne me suis pas
enthousiasmé pour tel ou tel moyen au détriment d'un autre; mais,
semblable à l'abeille qui puise sur chaque fleur de quoi composer son
miel, j'ai pris dans chaque méthode ce qu'elle pouvait avoir de bon
pour en composer un tout, et j'ai lieu de m'applaudir de cette marche.
Étranger à tout esprit de système, c'est par l'examen et par une sage
expérimentation des phénomènes maladifs que j'ai porté la lumière dans
des obscurités qu'on pouvait regarder comme impénétrables.

Fidèle à mes principes d'éclectisme, ma pratique se plie à toutes les
indications qui se présentent. Si le sang est âcre, il est facile de sentir
la nécessité de le dépurer, et d'avoir recours aux émissions sanguines,
soit par la lancette, soit par les sangsues, s'il est en trop grande abondance. Si nos tissus, nos organes, sont irrités, on éprouve le besoin de
les rafraîchir. Si des matières bilieuses, glaireuses, existent dans l'estomac ou les intestins, on conçoit qu'il est urgent de les évacuer, mais
après avoir préparé, rafraîchi le malade. Chez les personnes affectées de
dartres, de syphilis et de scrofules, on dépure le sang par l'emploi de la
poudre végétale, qui favorise la transpiration insensible, pousse aux
urines, calme et rafraîchit nos organes. Chez une personne forte, la saignée combat une pléthore générale, donne plus de jeu à la circulation,
dégage le poumon, le foie et le cerveau. On applique des sangsues
quand il s'agit de combattre l'inflammation d'autres organes, tels que
l'estomac, la vessie, la matrice, etc. Par l'application d'un vésicatoire,
d'un séton ou d'un cautère, selon les circonstances, on balance et on détruit une inflammation interne, en même temps qu'on favorise la sortie
d'une humeur fixée sur un organe. L'emploi des *pilules toni-purgatives* déblaye, en les fortifiant, l'estomac et les intestins. Voulons-nous
donner du ton à l'organisation en général, ou bien à un organe en particulier, nous avons recours à une *liqueur fortifiante* dans laquelle entrent des substances amères et ferrugineuses. Voulons-nous combattre
des obstructions du foie, des glandes du cou et du sein, ou de tout autre
organe de l'économie, nous usons d'une *liqueur fondante*. Voulons-
nous mettre un terme à des douleurs rhumatismales, goutteuses, nous
employons avec succès une *liqueur anti-rhumatismale* qui obtient
d'heureux effets. S'agit-il de diminuer la sensibilité du système nerveux et de fixer sa trop grande mobilité, on joint à l'usage des bains et
des ferrugineux l'emploi d'une *liqueur anti-nerveuse*. On tarit des

---

[1] Le médecin qui professe l'éclectisme n'a point de système; il adopte les opi-
nions qui lui paraissent le plus raisonnables, ne rejette aucun médicament, les es-
saye tous; il n'a d'autre guide que la nature, et se montre ennemi de toute exagération.

écoulements chroniques par des astringents et des fortifiants. Les frictions générales sèches impriment à l'organisation une activité essentiellement salutaire. L'emploi d'une pommade *résolutive anti-dartreuse* nettoie la peau ou la débarrasse de diverses éruptions qui l'assiégent et des démangeaisons qui s'y font ressentir. Sous l'influence de ce moyen, les ulcères se guérissent, les tumeurs et les glandes engorgées se dissolvent, quand on associe d'ailleurs à ce moyen externe l'emploi des préparations dépuratives et fondantes. — C'est ainsi qu'ennemi de tout système et ne prenant pour guide que l'observation je suis fidèlement la marche qu'elle me prescrit.

J'ai entièrement renoncé à l'emploi intérieur des substances minérales, dont l'action délétère est si profonde sur l'économie et sur le système nerveux, que, quelque minimes que soient les doses auxquelles on les administre, l'affaiblissement, la maigreur, des tremblements nerveux, sont les conséquences inévitables de leur emploi. Parmi elles, il en est deux, l'*arsenic* et le *mercure,* qui possèdent cette funeste propriété. Les diverses préparations arsenicales, connues sous les noms de *teinture de Fowler,* de *solution de Pearson,* de *pilules asiatiques,* sont assez généralement employées dans le traitement des maladies de la peau. Je m'étonne qu'on puisse persister dans une telle voie quand une longue étude des dartres démontre chaque jour non-seulement l'inefficacité de ces préparations, mais encore tout leur danger. Des affections les plus graves de l'*estomac* et des *intestins,* l'*asthme,* la *phthisie,* le *crachement de sang,* des *maladies nerveuses* les plus douloureuses, sont les tristes effets de ces préparations, qui produisent un trouble si profond dans toute l'économie.

J'ai également renoncé aux *préparations mercurielles,* encore employées par quelques médecins dans le traitement des dartres et des maladies vénériennes, et, tout en constatant, par trente années d'expérience, que les substances *végétales, dépuratives* et *rafraichissantes* triomphent toujours de ces maladies, j'ai été à même aussi d'apprécier combien est dangereux l'emploi du *mercure.* Je veux tracer ici une peinture rapide des désordres qu'on peut avec raison attribuer à l'action de ce métal, dont les effets désastreux se font davantage sentir chez les sujets qui sont lymphatiques et nerveux. — Les malades soumis à l'emploi du mercure commencent par pâlir; leurs chairs sont flasques, toutes les fonctions languissent; la face est bouffie, les gencives se gonflent, se ramollissent, saignent, se détruisent; les dents, ébranlées, tombent sans être cariées ou après s'être gâtées; les os de la mâchoire se carient ou se nécrosent quelquefois; le sang, tiré des veines, est aqueux, décomposé, moins riche en fibrine, ce qui explique la tendance qu'il y a alors aux hémorrhagies passives. Celles-ci se font surtout par la bouche ou dans l'épaisseur de la peau. Dans cet état, les jambes s'infiltrent; il y a des palpitations, de l'essoufflement et des évanouissements, l'appétit se perd, les digestions sont pénibles, et la diarrhée, qui se déclare bientôt, vient ajouter à la faiblesse des malades; ils éprouvent une fièvre lente qui les dévore, et qui leur occasionne quelquefois une soif inextinguible. Souvent aussi, indépendamment d'un tremblement nerveux, on remarque de l'hébétement, une torpeur intellectuelle; quelques-uns ont même un délire maniaque, avec des hallucinations qui se terminent par des accès convulsifs. — De tels phénomènes démontrent que le mercure n'exerce une action aussi profonde sur nos chairs et notre sang que parce qu'il est absorbé. On l'a trouvé, en effet, fréquemment à l'état libre dans la trame de nos organes.

Ce que je viens de dire s'applique parfaitement à l'emploi de l'*huile de foie de morue*, préconisée ridiculement contre toutes les maladies. On a cherché dans le foie de ce poisson une panacée à tous les maux, et, comme l'huile qu'on en extrait contient de l'*iode*, il s'ensuit qu'on l'a appliquée à toutes les maladies sans exception, ainsi qu'on le fait d'ailleurs pour l'*iodure de potassium* que quelques médecins emploient vraiment sans le moindre discernement. Ce dernier médicament, je l'ai déjà dit, sagement et méthodiquement administré dans des cas spéciaux, offre des avantages réels quand on ne va pas jusqu'à irriter l'estomac, le poumon et le système nerveux; mais je condamne l'huile de foie de morue, parce que, comme toutes les huiles toujours difficiles à digérer, elle trouble les fonctions digestives et jette le malade dans un grand amaigrissement. Quand on juge l'emploi de l'iode nécessaire, on peut avoir recours à des formules où on le trouve dosé d'une manière certaine sans qu'on ait besoin d'avoir recours à des huiles rances et frelatées, dont on fait une sale et ignoble spéculation.

Que dirai-je des *préparations camphrées* tant préconisées contre toutes les maladies? L'usage qu'on en fait journellement est chose si ridicule, que ce serait le devenir que de vouloir combattre sérieusement une telle aberration de l'esprit humain. Ce système repose sur cette étrange supposition que, des *vers*, des *animaux parasites*, étant la cause des *neuf dixièmes* de nos maladies, elles doivent guérir par le camphre, puisqu'il est un poison de ces animaux microscopiques. Pour les fauteurs de ce système, « le *carreau* est une invasion du péritoine par les *vers*, la *rage*, c'est l'invasion du filet de la langue par un *acare*, insecte de grande ou petite taille. L'*asthme* est une accumulation sur les parois des bronches, et à la base de la trachée-artère de mucosités et des tissus parasites causés par les titillations des ascarides vermiculaires. » Partant de ce faux principe qui n'est tout bonnement qu'une hallucination, on boit, on mange, on fume du camphre et on s'en frotte. On emploie donc le camphre, comme capable de détruire un *parasitisme* qui n'existe en réalité que dans l'imagination. De là cette *panacée universelle*, connue sous le nom de poudre de camphre, cigarettes camphrées, alcool camphré, vinaigre camphré, eau sédative, pommades camphrées, etc., que le vulgaire s'emploie à tort et à travers, et dont il s'est reconnu trop tard, hélas! la victime. Ne pas guérir est la chose ordinaire, mais le plus souvent l'emploi de ces divers moyens produit des désordres graves dans nos fonctions, surtout lorsque déjà des phénomènes d'irritation ou d'inflammation existent intérieurement ou extérieurement. — *Cette méthode* repose sur un tissu d'erreurs, a dit M. Piedagnel à l'Académie impériale de médecine, à l'occasion d'une communication relative à la mort de M. Cottereau, regardé comme victime du camphre; — c'est l'œuvre, ajoute-t-il, *d'un esprit fourvoyé, nous la condamnons* dans son principe et dans ses applications.— Nous n'avons rien à ajouter à ces paroles dictées par cet esprit de justice qui dirige cet habile académicien. D'ailleurs, la lumière ne se fait-elle pas chaque jour? et de nombreux malades désabusés ne viennent-ils pas réclamer les services d'hommes éclairés, pour lesquels la médecine s'appuie sur des bases solides, et non sur d'étranges rêveries?

Ce qu'il y a de mieux à faire pour s'opposer aux désordres qui sont le résultat de l'emploi intempestif et exagéré des médicaments dont je viens de parler, c'est d'en cesser d'abord l'usage, d'avoir recours à des boissons douces et gommeuses, d'user des préparations dépuratives, rafraîchissantes, anti-nerveuses, dont nous avons parlé dans le cours de cet ouvrage en même temps qu'on se soumet à un régime convenable.

EMPLOI

De la poudre végétale dépurative rafraîchissante[1].

Cette poudre, composée de substances végétales calmantes, rafraîchissantes et dépuratives, est efficace dans toutes les maladies où il y a irritation, inflammation, échauffement à combattre et âcreté du sang à détruire.

1° Elle se prend trois fois par jour à la dose d'une cuillerée à café légèrement comble, délayée chaque fois dans un verre d'eau pure ordinaire froide ou simplement dégourdie en hiver si on le préfère; en tout,

---

[1] Le pharmacien renferme cette poudre dans des flacons qui doivent durer *cinq* jours environ. Comme cette poudre attire l'humidité, il est nécessaire que le flacon soit toujours rebouché et placé dans un endroit sec.

par conséquent, trois cuillerées à café de poudre dans trois verres de liquide tous les jours.

2° Cette poudre peut n'être délayée que dans de l'eau pure, attendu qu'elle est très-légèrement sucrée. Cependant, si on le préfère, on peut rendre cette boisson plus agréable encore en y ajoutant du sucre, du sirop de gomme, d'orgeat ou de capillaire. Les sirops acides ne sauraient convenir aux personnes dont l'estomac est irritable; elles en ressentent des *pincements* désagréables. On peut encore, avec avantage, délayer cette poudre dans du lait ou du petit-lait.

3° Un premier verre doit être pris le matin à jeun; le deuxième, vers le milieu du jour, et le troisième, le soir en se couchant. Quoique ces moments soient ceux que je préfère, cependant il n'y aurait pas d'inconvénient à prendre ces trois verres à d'autres heures de la journée, pourvu que ce fût toujours une heure avant de manger ou trois, quatre heures après.

4° Les malades qui ne pourraient prendre tout d'un trait un verre de liquide le diviseront en deux parties, qui seront bues à un quart d'heure ou une demi-heure de distance.

5° L'usage de cette poudre végétale dispense de toute espèce de tisane, puisqu'elle est éminemment rafraîchissante et dépurative.

6° L'exercice, en donnant plus d'activité aux fonctions de la peau et de la vessie, favorise singulièrement son effet dépuratif. Elle doit être continuée jusqu'à complète guérison.

7° Cette poudre étant souvent trop rafraîchissante pour les vieillards ou les individus faibles, il est quelquefois alors utile d'ajouter à chaque verre deux cuillerées à soupe de vin de Bordeaux, mais à cette condition qu'il n'y a pas irritation dans l'estomac ou les intestins.

8° Comme quelques malades pourraient supposer que cette poudre peut être employée avec la même efficacité sèche ou mélangée à de la confiture ou à tout autre ingrédient, il est nécessaire de les prévenir qu'elle n'a d'effet salutaire que prise étendue dans un liquide, et que plus la quantité de liquide est grande, plus l'effet du médicament est notable; car, plus largement étendu, il pénètre mieux dans le système circulatoire. On peut donc prendre chaque cuillerée de poudre dans un grand verre d'eau : introduite ainsi dans le canal digestif, elle est promptement absorbée et portée dans la masse du sang qu'elle va régénérer; son effet dépuratif ne tarde pas à se faire sentir, en favorisant la transpiration insensible et la sécrétion urinaire. Je dois faire remarquer cependant que ce médicament n'agit pas toujours à la fois par ces deux voies, et que, comme les fonctions de la peau et des reins se suppléent tour à tour, il est des malades chez lesquels son action dépurative ne se manifeste que par la transpiration insensible, tandis que chez d'autres ce sont les reins dont l'action est notablement augmentée, car alors les urines coulent avec plus d'abondance que dans l'état ordinaire. Ajoutons que la poudre végétale agit, ou sur les reins, ou sur la peau, selon les dispositions de chaque individu; car tel est porté à transpirer, tandis que tel autre urine avec plus d'abondance. Quelle que soit d'ailleurs la voie par laquelle agisse ce médicament, il n'en a pas moins un effet à la fois dépuratif et rafraîchissant.

9° Les enfants qui naîtront affectés de dartres, de teigne, d'écrouelles, de maladies vénériennes ou de quelque affection chronique humorale des yeux, des oreilles, de la tête, de la poitrine ou du ventre, seront toujours radicalement guéris si l'on met leurs nourrices à l'usage de la poudre végétale, qui, sans nuire à leur santé, communiquera à leur lait des qualités dépuratives infiniment salutaires. La dose de la poudre est celle que j'ai déjà indiquée : trois cuillerées à café par jour ; elle sera continuée jusqu'à complète guérison de l'enfant. La poudre végétale suffit aux nourrices ; les purgatifs ne sauraient leur convenir, car ils tariraient leur lait.

10° Les enfants au-dessous de huit ans qui, nés de parents malsains, seront soumis à mon traitement dépuratif, ne prendront la poudre végétale qu'à la dose d'une demi-cuillerée à café, trois fois par jour. Les enfants au-dessus de huit ans jusqu'à quinze prendront deux cuillerées à café en deux prises, et au-dessus de cet âge la dose sera prise entière.

11° Les enfants au-dessous de huit ans qui ne prendront la poudre qu'à la dose de trois demi-cuillerées à café, comme je l'ai déjà dit, ne délayeront chaque dose que dans un demi-verre de liquide, car une trop grande quantité de boisson fatiguerait leur estomac.

EMPLOI

Des pilules toni-purgatives.

Ces pilules, à la fois toniques et purgatives, employées de temps en temps, concurremment avec la *poudre végétale dépurative et rafraî-chissante*, concourent à la guérison des dartres, des écrouelles, des maladies vénériennes et des diverses affections chroniques de la tête, des poumons, du foie, des reins, du cœur, de la vessie et du système nerveux, produites par l'*acrimonie du sang et des humeurs*. Elles se sont montrées efficaces dans des douleurs nerveuses ou vagues de la tête, dans des étouffements, dans des toux humides, dans des faiblesses des membres, des étourdissements, des tintements d'oreilles et des palpi-tations de cœur. Elles ont éloigné et guéri des attaques de migraine qui se répétaient, et ont promptement adouci les accès; elles ont dissipé des jaunisses avec gonflement du foie. Il est des accidents nerveux qui dérivent d'une constipation habituelle; ces pilules, prises pendant quelques jours, offrent un moyen sûr pour faire cesser cet état et entretenir la liberté du ventre. On rencontre souvent des personnes qui prennent sans effet des lavements simples; elles obvient à cet inconvénient en faisant usage des pilules purgatives lorsque le besoin d'évacuer se fait sentir.

1° Les circonstances où il faut se purger et le nombre de fois qu'il est nécessaire de le faire sont indiqués au traitement de chaque maladie.

2° Une dose de quatre, six ou huit pilules, selon les individus, suffit le plus souvent pour se purger une fois et produire l'effet d'une médecine ordinaire, qui consiste à pousser cinq ou six selles environ; partant de là, on devra augmenter ou diminuer le nombre des pilules; car il est à remarquer que chaque personne, en raison de sa constitution, est plus ou moins difficile à émouvoir : quelques-unes sont obligées de prendre, ce qui est très-rare, douze pilules pour obtenir un effet fortement purgatif, tandis qu'à d'autres quatre à cinq pilules suffisent ; les femmes surtout, de leur nature plus irritables que les hommes, sont dans cette catégorie. En règle générale, on peut établir que cinq à six pilules produisent autant d'effet chez une femme que dix pilules chez un homme. Il est sage de ne prendre ces pilules qu'à la dose de trois ou quatre, à titre d'essai, sauf à en augmenter progressivement le nombre.

3° Ces pilules peuvent se prendre à toute heure, à déjeuner, à dîner ou à souper, entre deux tranches de soupe, dans du pain à chanter, dans du miel, de la confiture, ou enveloppées, écrasées ou fondues dans du sirop de gomme ou d'orgeat; tout cela est au choix du malade. On peut boire et manger par-dessus. Si on les trouve trop grosses pour les avaler, on les coupe en deux. Leur effet a lieu quatre, six, huit ou dix heures après leur emploi, selon que l'on est plus ou moins difficile à purger ; l'effet de ces pilules est d'autant moins rapproché que leur nombre est moins grand.

4° Ce purgatif ne nécessite aucune préparation. Toutefois l'usage de la poudre végétale, en rafraîchissant et calmant l'irritabilité de l'estomac et des intestins, dispose parfaitement à l'emploi de ce moyen *toni-évacuant*.

5° L'usage de ces pilules ne change rien à la manière de vivre ordinaire, et n'empêche point de vaquer à ses affaires.

6° L'usage d'un lavement à la graine de lin, à la guimauve ou à l'eau simple, pris le jour même du purgatif, dans la soirée ou le lendemain matin, seconde avantageusement l'effet de cet évacuant.

7° Il n'est pas toujours nécessaire de prende six, huit, dix pilules et plus à la fois ; les cas où cette dose est nécessaire sont indiqués dans le

cours de cet ouvrage. Les personnes qui n'ont que quelques légères indispositions de la tête, du cœur, des maux de nerfs ou de ces maux
vagues et difficiles à définir ; qui sont naturellement constipées, qui ont
une disposition à l'apoplexie, qui ont la respiration gênée, qui toussent
et crachent habituellement ; ces personnes, dis-je, devront, dans le but
de prévenir quelque affection grave, prendre deux, trois ou quatre pilules tous les huit ou dix jours. La dose sera augmentée ou diminuée au
besoin ; car, je ne saurais trop le répéter, elle doit toujours être propor-
tionnée à l'âge du malade, à son degré d'irritabilité et à son plus ou
moins de facilité à évacuer.

8° Une pilule suffit à un enfant de deux ans.

9° Les enfants au-dessous de huit ans prendront deux pilules.

10° Au-dessus de huit ans et jusqu'à dix-huit, il faut prendre trois
ou quatre pilules, et au-dessus de dix-huit ans, cinq, six ou huit sont
nécessaires.

11° Un enfant doit pousser deux ou trois selles au plus ; partant de
ce point, il est facile de juger quelle est la dose qui lui convient.

EMPLOI

De la pommade résolutive, anti-dartreuse.

Cette pommade, qui *subit des modifications* selon les cas, est utile
contre les dartres, les scrofules, la teigne, la gale, les tumeurs, les engorgements glandulaires, les plaies, les ulcères de mauvaise nature et
les douleurs. Elle s'emploie de la manière suivante :

1° Dans les affections dartreuses ou galeuses, on prend, avec les doigts
réunis, de la pommade qu'on étend sur les parties malades, et on fric-
tionne assez fort pour la faire entrer dans le tissu de la peau, qu'elle
doit échauffer légèrement, car ce n'est qu'ainsi qu'elle produit un effet
curatif ; l'étendre seulement sur la peau n'aurait aucun résultat, il faut
qu'elle y pénètre. La friction doit durer quelques minutes si la dartre
est étendue, et quelques secondes si elle l'est peu. Après cette opération
on essuie les parties frictionnées. J'ajouterai que la friction sera plus
rude sur les parties de la peau qui sont moins délicates. Sur le visage
on doit agir avec moins de force que sur les bras. Mais la friction doit
être plus forte sur les glandes engorgées.

2° Lorsque l'affection est à la tête, la friction sera plus forte, et on
coupera les cheveux assez courts afin de pouvoir y porter facilement la
pommade. Dans les cas graves, les cheveux seront rasés entièrement,
et cette opération devra être répétée tous les quinze jours pendant quelques mois. Cela devient même indispensable dans le traitement de la
teigne, et les cheveux n'en repoussent qu'avec plus de force.

3° Lorsque des croûtes trop fortes recouvrent la peau et qu'elles empêchent la pommade de pénétrer sur la peau malade, on peut appliquer d'abord des cataplasmes de farine de graine de lin à nu jusqu'à ce qu'elles soient tombées, et user de la pommade de la manière déjà indiquée.

4° Les plaies doivent être pansées avec de la pommade étendue sur de la charpie, de la toile fine ou du papier brouillard qu'on doit percer de petits trous. Si elles étaient environnées d'une plaque dartreuse, il serait nécessaire de recourir à la friction avant de procéder au pansement.

5° Lorsqu'on emploie la pommade pour combattre des douleurs, la friction doit être faite assez fortement pour appeler la rougeur sur la peau. Faite devant le feu, et surtout en hiver, elle est plus efficace, car la peau se dilate et le médicament pénètre beaucoup mieux.

6° Lorsque la pommade résolutive n'irrite pas trop les parties malades, *elle doit être employée pure*; mais, si elle se montrait trop active pour des parties trop délicates, telles que le visage, les organes génitaux, l'anus, on la mélangerait à égale quantité de saindoux ou de pommade de concombre, et même, au besoin, on l'étendrait davantage, afin de la rendre moins irritante. Ce mélange se fait à froid sur une feuille de papier, à l'aide d'un couteau. Si l'on peut la supporter pure, cela n'en vaut que mieux, et c'est ainsi qu'il faut l'*essayer d'abord*. La sensibilité de la peau varie tellement selon les individus, qu'il est impossible de donner à cette pommade un degré de force qui convienne à tout le monde ; par le mélange que je viens d'indiquer, on arrive aisément au point voulu.

7° La friction doit être faite une seule fois par jour, le matin ou le soir, si l'affection est grave, et une fois seulement si elle est légère. Lorsqu'on remarque du mieux, on laisse quelques jours d'intervalle entre les frictions, puis on les interrompt et on y revient tour à tour, selon l'intensité du mal et la force des démangeaisons.

8° Il est nécessaire que les plaies soient pansées matin et soir; les tumeurs et les douleurs doivent être frictionnées deux fois par jour si elles sont très-dures.

9° La friction se fait ordinairement avec la main nue ; on peut mettre un gant si on le préfère.

10° Lorsque la pommade se durcit par le froid, on peut la rendre plus liquide et plus maniable en l'approchant du feu.

11° Chez les enfants très-jeunes, la peau étant douée d'une grande sensibilité, il est quelquefois nécessaire de mélanger la pommade par moitié avec du saindoux ou de la pommade de concombre : on peut ensuite en faire l'essai, et la mélanger encore s'il est nécessaire, jusqu'à ce qu'elle puisse être supportée sans douleur.

12° Si l'enfant a de douze à quinze ans, on peut essayer d'employer la pommade pure, surtout si la maladie est à la tête, partie où la peau est moins sensible. Des enfants plus jeunes la supportent souvent pure, si c'est la partie chevelue de la tête qui est malade.

EMPLOI

De la liqueur anti-nerveuse.

Cette préparation convient dans toutes les maladies caractérisées par une exaltation de la sensibilité nerveuse. Comme j'ai démontré qu'avant de devenir inflammatoires beaucoup d'affections d'organes ne sont souvent que *purement nerveuses*, on comprend quels heureux avantages on doit retirer d'une préparation qui, stupéfiant en quelque sorte le système nerveux, prévient et entrave ainsi le développement d'une foule de maladies qui, simples d'abord et n'offrant que des symptômes nerveux, finissent, abandonnées à elles-mêmes, par prendre un caractère tellement inflammatoire que la désorganisation de l'organe malade en est souvent la suite inévitable. — Cette *liqueur anti-nerveuse*, dont les effets salutaires se font promptement ressentir, se montre essentiellement efficace dans les douleurs nerveuses de la tête, l'asthme, la toux nerveuse, les palpitations du cœur, les irritations nerveuses de l'estomac, des intestins même, accompagnées de *gastrite* et de *gastralgie*. Elle a combattu avec succès les douleurs nerveuses des reins et de la vessie, et celles si fréquentes de la matrice. Son usage pendant quelques mois s'oppose à ces douleurs souvent atroces qu'éprouvent les femmes à l'approche de leurs règles ; enfin, cette préparation si sédative du système nerveux de cet agent sensitif, dont l'irritation est si souvent la source de nos maux, combat avec succès cette foule de maladies *vaporeuses, spasmodiques, hystériques* et *hypocondriaques*, que la science désigne sous le nom de *névroses* et de *névralgies*. Les acrimonies du sang se lient fréquemment à une irritabilité nerveuse, et cette complication réclame à la fois l'usage du *dépuratif* et de la *liqueur anti-nerveuse*. En effet, il est très-digne de remarque que des individus irritables, atteints de dartres, ne sauraient guérir si on ne les soumettait à un traitement dépuratif et anti-nerveux combiné.

1° Cette liqueur se prend trois fois par jour à la dose d'une cuillerée à soupe, délayée chaque fois dans un verre d'eau froide ou chaude en hiver si on le préfère. Ce mélange sera sucré avec du sucre, du sirop de gomme ou de capillaire, au choix du malade.

2° Un premier verre doit être pris le matin, à jeun ; le deuxième, au milieu du jour, et le troisième, le soir en se couchant. Quoique ces époques soient celles que je préfère, cependant il n'y aurait pas d'inconvénient à prendre ces trois verres à d'autres heures de la journée, pourvu que ce fût toujours le moins une heure avant de manger ou quatre heures après.

3° Les malades qui ne pourraient prendre tout d'un trait un verre de liquide, le diviseront en deux parties bues à un quart d'heure ou une demi-heure de distance.

4° Comme on fait toujours usage de la poudre végétale concurremment avec la liqueur anti-nerveuse, on doit ajouter à chacun des trois verres d'eau sucrée une cuillerée à soupe liqueur et une cuillerée à café poudre.

5° Il est très-important d'agiter chaque fois la liqueur avant d'en user, attendu que pendant le repos certaines parties se précipitent au fond du flacon, et que, si elles n'étaient point prises par le malade, le médicament perdrait beaucoup de son efficacité. (*Tenir les flacons dans un endroit frais.*)

Nota. Dans la plupart des cas, cette composition subit des modifications qui la rendent plus ou moins active, selon l'âge et le sexe de la personne malade, selon le caractère plus ou moins opiniâtre de la maladie, selon ses complications et les causes qui ont présidé à son développement.

EMPLOI

De la liqueur fortifiante.

Cette préparation se montre efficace dans certaines périodes des maladies chroniques où la débilité succède à l'irritabilité, à l'inflammation; dans les débilités de quelques parties du corps, ou du corps tout entier, qui sont le résultat d'épuisement ou d'excès; dans les convalescences lentes, les pâles couleurs, les flueurs blanches. On obtient encore les plus grands avantages de son usage dans la suppression des règles, quand elle tient à un état de débilité générale, et non à une inflammation de quelque organe qui dévie le sang de son cours vers la matrice. Ce médicament tonique est essentiellement salutaire dans les catarrhes invétérés qui ne sont entretenus que par la débilité de la membrane muqueuse qui tapisse les bronches. Mélangé aux moyens dépuratifs, j'en ai obtenu d'heureux résultats dans les catarrhes de vessie. A l'aide de cette préparation tonique, combinée à la liqueur anti-nerveuse, j'ai triomphé de plusieurs maladies dans lesquelles l'irritabilité nerveuse était en jeu, telles que l'asthme et certaines douleurs du visage connues sous le nom de tics douloureux. Cette préparation tonique s'est montrée très-efficace dans les affections chroniques de l'estomac et des intestins, mais seulement quand la période inflammatoire est passée. Ce moyen s'applique avec grand avantage au traitement des affections scrofuleuses; il opère ici en augmentant la propriété digestive et en portant ensuite secondairement son action sur les glandes et les vaisseaux lymphatiques.

1° Cette liqueur se prend à la dose de deux cuillerées à soupe, deux fois par jour, chaque fois délayées dans deux doigts d'eau sucrée.

2° Chaque dose de deux cuillerées à soupe est prise une heure avant le déjeuner et une heure avant le dîner.

3° Comme on fait toujours usage de la poudre végétale en même temps que cette liqueur fortifiante, on délaye alors les trois cuillerées à café de poudre qui forment la dose ordinaire, dans deux verres d'eau seulement. Un verre se prend le matin en se levant, et l'autre le soir en se couchant.

4° Il est très-important d'agiter chaque fois la liqueur avant d'en user, attendu que pendant le repos certaines parties se précipitent au fond du flacon, et que, si elles n'étaient point prises par le malade, le médicament perdrait beaucoup de son efficacité. (*Tenir les flacons dans un endroit frais.*)

Nota. Dans la plupart des cas, cette composition subit des modifications qui la rendent plus ou moins active, selon l'âge et le sexe de la personne malade, selon le caractère plus ou moins opiniâtre de la maladie, selon ses complications et les causes qui ont présidé à son développement.

EMPLOI

De la liqueur fondante.

Elle est employée avec succès dans les scrofules, les ulcères, les dartres, la carie des os, les tumeurs du cou, des articulations, les engorgements du testicule, de la prostate, les obstructions du foie, de la rate, les tubercules pulmonaires et dans toutes les affections qui consistent dans l'endurcissement et l'engorgement du tissu d'un organe.

1° Cette liqueur se prend trois fois par jour à la dose d'une cuillerée à soupe, délayée chaque fois dans un verre d'eau froide. Ce mélange peut être sucré avec du sucre ou du sirop de gomme.

2° Un premier verre doit être pris le matin à jeun, le deuxième au milieu du jour, et le troisième le soir en se couchant. Quoique ces époques soient celles que je préfère, cependant il n'y aurait pas d'inconvénient à prendre les trois verres à d'autres heures de la journée, pourvu que ce fût toujours le moins une heure avant de manger ou quatre heures après.

3° Les malades qui ne pourraient prendre tout d'un trait un verre

7

de liquide le diviseront en deux parties prises à un quart d'heure ou une demi-heure de distance.

4° Comme on fait toujours usage de la poudre végétale concurremment avec la liqueur fondante, on doit ajouter à chacun de ces trois verres une cuillerée à soupe liqueur et une cuillerée à café poudre.

5° Il est très-important d'agiter chaque fois la liqueur avant d'en user, attendu que pendant le repos certaines parties se précipitent au fond du flacon, et que, si elles n'étaient point prises par le malade, le médicament perdrait beaucoup de son efficacité. (*Tenir les flacons dans un endroit frais.*)

Dans la plupart des cas, cette composition subit des modifications qui la rendent plus ou moins active, selon l'âge et le sexe de la personne malade, selon le caractère plus ou moins opiniâtre de la maladie, selon ses complications et les causes qui ont présidé à son développement.

EMPLOI

De la liqueur anti-rhumatismale.

Elle s'applique au traitement des rhumatismes, des douleurs goutteuses, de la sciatique et d'une foule de douleurs vagues qui se promènent tour à tour d'une articulation à une autre, et dont le transport s'effectue souvent vers des organes importants, tels que le cerveau, le cœur, l'estomac et les intestins.

1° Cette liqueur se prend trois fois par jour à la dose d'une cuillerée à soupe, délayée chaque fois dans un verre d'eau froide sucrée, ou chaude en hiver.

2° Une première dose doit être prise le matin à jeun, la deuxième au milieu du jour, et la troisième le soir en se couchant, toujours le moins une heure avant de manger et quatre heures après.

3° Comme on fait toujours usage de la poudre végétale concurremment avec la liqueur anti-rhumatismale, on prend le matin, vers le milieu du jour, et le soir en se couchant, un demi-verre d'eau sucrée, à chacun desquels on ajoute une cuillerée à soupe liqueur anti-rhumatismale et une cuillerée à café poudre végétale.

4° Il faut avoir soin d'agiter fortement le flacon chaque fois, avant d'en extraire la liqueur, afin que le mélange soit parfait. (*Tenir les flacons dans un endroit frais.*)

Nota. Dans la plupart des cas, cette composition subit des modifications qui la rendent plus ou moins active, selon l'âge et le sexe de la personne malade, selon le caractère plus ou moins opiniâtre de la maladie, selon ses complications et les causes qui l'ont produite.

TROISIÈME PARTIE

MALADIES VÉNÉRIENNES

CHEZ LES FEMMES

1° Le mal vénérien attaque la génération dans ses sources les plus secrètes, porte atteinte à ses fruits, de sorte que les femmes qui conçoivent après un commerce impur ont rarement des couches heureuses; elles font des fausses couches; les enfants qu'elles mettent au monde, quand ils échappent (ce qui est très-rare) à l'infection vénérienne, sont maigres, et apportent en naissant des dispositions à plusieurs maladies, surtout aux affections dartreuses, écrouelleuses et rachitiques. La plupart meurent en bas âge, et, lorsqu'ils vivent, ils ont, à leur tour, des enfants qui sont souvent atteints de maux analogues à ceux qui ont affligé leurs premières années. Les filles nées de parents qui ont été atteints de la syphilis ont beaucoup de peine à se régler, et leur taille tourne facilement. Enfin le mal vénérien porte une funeste influence sur l'enfant qu'il arrête dans son développement, sur l'homme, jeune encore, auquel il prépare une vieillesse prématurée, sur le vieillard dont il hâte la décrépitude et la mort la plus déplorable.

2° La plus petite portion du virus vénérien suffit pour produire dans tout le corps les plus grands désordres; elle paraît s'étendre par une espèce de fermentation. Lorsque ce virus a été appliqué au corps humain, il lui faut, comme aux autres matières contagieuses, un certain intervalle de temps pour produire cette espèce d'incubation qui détermine la maladie. On ne sait pas bien au juste combien de temps le principe vénérien, après être entré dans la masse du sang, peut rester caché ou inactif dans le corps. Le plus ordinairement trois, cinq, dix ou quinze jours suffisent pour qu'il produise des ulcères, des bubons ou des écoulements. Dans quelques circonstances beaucoup plus rares, ses effets se montrent douze ou vingt-quatre heures après un contact impur, et, par opposition, il est resté plusieurs semaines ou même plusieurs mois sans causer aucun symptôme apparent.

3° La menstruation, la grossesse, l'accouchement, l'âge critique, un tempérament lymphatique et nerveux, sont des circonstances qui font que les maladies vénériennes sont plus graves chez les femmes que chez les hommes. — Celles qui sont faibles, maladives, qui sont atteintes d'un vice dartreux, scrofuleux ou scorbutique, ou affectées de quelque maladie chronique de la poitrine, de l'estomac ou des intestins, sont celles qui ont le plus à redouter les ravages du mal vénérien. J'ajouterai que celles qui ont les cheveux roussâtres et la peau très-blanche en souffrent davantage, et que les ulcères de la gorge et autres symptômes de cette affection sont, chez ces mêmes personnes, plus opiniâtres qu'ils ne le sont chez des personnes brunes, qui sont d'un tempérament moins humoral.

4° Les femmes atteintes du mal vénérien éprouvent des maladies particulières à leur sexe : tels sont le cancer au sein, des règles douloureuses et excessives ou leur suppression, des flueurs blanches, l'affection hystérique, l'inflammation, l'abcès, le squirre, la gangrène, le cancer ou l'ulcère de la matrice. Les femmes qui ont cette maladie sont, pour l'ordinaire, stériles ou sujettes à avorter, ou, si elles accouchent, leurs enfants sont, en naissant, en partie corrompus ou couverts d'ulcères ou de dartres. C'est lorsque les femmes cessent d'être réglées que le mal vénérien produit chez elles les plus grands ravages. Alors commencent leurs souffrances, des milliers de maux viennent les accabler; si elles ne sont promptement et énergiquement secourues, elles meurent dans l'état le plus affreux, le plus déplorable, et leur corps, qui se putréfie en quelques heures, laisse échapper une insupportable fétidité.

5° Le virus vénérien, une fois introduit dans notre économie, charrié dans le torrent de la circulation, mêlé à nos humeurs, donne lieu aux désordres les plus affreux. Il est donc de la plus grande importance de toujours apprécier la véritable cause de ces maux qu'on est souvent bien loin de soupçonner lorsqu'on ne s'est point habitué de bonne heure à étudier la physionomie de la syphilis et les formes infiniment variées qu'elle est susceptible de revêtir. Le principe vénérien dégénère en dartres, écrouelles, scorbut; des ulcères rongeurs de la gorge, du palais, des cartilages et des os du nez, sont encore des symptômes de ce mal

qui rend quelquefois les os fragiles, mous et pliants comme de la cire.
Souvent ce vice destructeur produit des engorgements au cou, au ventre, aux aisselles; d'autres fois, il détermine de l'inflammation, de la
douleur, de la démangeaison aux yeux; il occasionne la perte de la vue,
produit un tintement dans les oreilles, et détermine fréquemment la
surdité, l'ulcération, l'écoulement et la carie des os, qui forment l'organe de l'ouïe.

6° Par suite des progrès de ce principe, les fonctions animales, vitales et naturelles sont viciées; des maladies du cerveau, du cœur, du
foie, des intestins, de l'estomac et des reins se développent. Lorsque ce
mal a jeté de profondes racines dans le sang, le visage devient pâle et
livide; les yeux se cernent, se cavent; des symptômes de jaunisse et
d'hydropisie se manifestent, la vue s'affaiblit, les cheveux tombent, les
ongles se dépolissent, des irritations nerveuses, des sensations extraordinaires se font ressentir, les digestions sont pénibles, et une toux sèche, accompagnée d'une salivation abondante, indiquent que le poumon
s'altère. Enfin les femmes affectées de cette maladie deviennent incapables de penser et de sentir, inhabiles au moindre mouvement; elles
tombent dans un dépérissement mortel.

7° La maladie vénérienne se reproduit sous tant de formes, elle a des
aspects si divers, qu'elle sera longtemps encore un objet d'étude pour
les médecins. Elle se manifeste le plus souvent par des écoulements
d'une matière jaune verdâtre d'une telle acrimonie, que, lorsqu'elle est
appliquée à la surface du corps d'une personne saine et bien portante,
elle y produit une irritation et des symptômes inflammatoires plus ou
moins violents, qui sont le prélude d'une infection générale. Plusieurs
voies peuvent être la source de cet écoulement, qu'accompagnent souvent les plus vives douleurs. — D'autres fois, ce sont des engorgements
glandulaires situés le plus ordinairement aux aines et aux aisselles, qui
ont reçu le nom de *bubons*.

8° Le mal vénérien se manifeste encore par des pustules plates, arrondies, d'un rouge plus ou moins foncé, et fournissant une humeur
gluante qui a une odeur particulière. Elles occupent la face interne des
grandes lèvres, à la partie supérieure des cuisses et à l'anus. — D'autres fois, des boutons se manifestent sur beaucoup d'autres parties du
corps; mais ils se montrent le plus souvent au visage, aux mains, aux
pieds, et, dans ce dernier cas, quelquefois les ongles se dessèchent et
deviennent rougeâtres et violacés. Enfin ces boutons ont souvent une
couleur cuivreuse, verdâtre, qui décèle leur funeste origine.

9° C'est par des végétations de formes variées, et occupant le plus souvent les parties sexuelles, que le mal vénérien décèle son existence. Ces excroissances charnues ont reçu le nom de *porreaux*, de *choux-fleurs*, de *crêtes-de-coq*, de *condylômes*, de *verrues*, selon les formes qu'elles affectent, selon qu'elles occupent les parties génitales, le périnée, l'anus, etc. Ces végétations sont susceptibles de croître sur toutes les parties de la peau. On les trouve quelquefois sur les bords des paupières, dans les oreilles, dans l'intérieur des fosses nasales. On les remarque au voile du palais et dans l'intérieur de la bouche. Une femme, dit le docteur Alibert, mourut d'une excroissance énorme qui se forma à la base de la langue, et qui acquit un tel développement, qu'elle finit par empêcher le passage des aliments. — Souvent aussi le virus vénérien, après avoir séjourné plus ou moins longtemps dans l'économie animale, atteint les os, les chairs, les tendons et les nerfs. Les malades sont alors en proie à d'horribles souffrances; les douleurs qu'elles éprouvent empêchent tout sommeil, et, les digestions se troublant, elles arrivent bientôt à une extrême maigreur. Ajoutons que souvent les douleurs qu'elles éprouvent peuvent tenir à l'emploi et à l'abus des préparations mercurielles.

10° Les ulcères syphilitiques désignés sous le nom de *chancres* sont encore le résultat de l'affection que je décris. Ils affectent le plus ordinairement les parties génitales, et plus particulièrement les grandes lèvres. On en trouve journellement sur les fesses, les cuisses et le ventre des enfants malsains. Ils peuvent occuper toutes les parties du corps. On a observé plusieurs cas où les femmes attaquées de syphilis ont eu le vagin et la matrice totalement rongés par un chancre très-étendu. — Le cuir chevelu, les yeux, les oreilles, le nez, la bouche, la gorge, les mamelons, les doigts, les orteils, sont fréquemment infectés par des chancres du plus mauvais caractère.

11° Quelques femmes mal traitées, et qui ont abusé des préparations mercurielles, après avoir vu disparaître tous les symptômes de la maladie vénérienne, conservent quelquefois très-longtemps un certain dérangement dans leur santé. Elles sont fréquemment atteintes d'irritation dans les parties génitales. Des écoulements, des petits boutons, des démangeaisons tourmentantes, l'engorgement des grandes lèvres, des abcès ou dépôts qui se forment dans ces parties, plus tard, des dartres, des douleurs dans les os, et une foule de maux nerveux auxquels se joignent le dérangement des digestions, la faiblesse et la maigreur, indiquent qu'elles sont encore sous la funeste influence du principe vénérien, et qu'il n'est qu'une médication convenable qui puisse les en délivrer. — Quand on est frappé de la contagion syphilitique, il ne faut pas s'abandonner à une dangereuse sécurité, car ce poison nous prépare les douleurs les plus cruelles et une fin déplorable.

TRAITEMENT. — Quand les maladies vénériennes sont abandonnées à elles-mêmes, elles empirent et détruisent la constitution; aussi est-il de la plus haute importance d'avoir promptement recours à des moyens capables de neutraliser les déplorables effets de la contagion. — La malade sera soumise à la *poudre dépurative*, dont j'ai indiqué l'emploi page 89. Elle sera continuée un temps d'autant plus long, que la maladie sera ancienne. — Notre expérience nous ayant appris que l'emploi des purgatifs aidait à la guérison des affections vénériennes, nous conseillons à la malade de se purger deux ou trois fois durant le traitement dépuratif, à moins qu'il n'y ait un dérangement notable des voies digestives. — Les ulcères doivent être pansés avec la *pommade* indiquée page 93, et cette préparation sera employée également à frictionner les boutons vénériens et les démangeaisons de nature dartreuse. — Des ulcères et des boutons rebelles devront être touchés avec la pierre infernale. C'est le moyen de hâter leur guérison. — Une *eau détersive* appropriée, et dont j'ai retiré les plus heureux résultats, sert à détruire localement les excroissances vénériennes, tandis que des injections émollientes et *astringentes*, selon les indications, sont destinées à tarir les diverses natures d'écoulements, quel que soit leur siége. — Enfin il est une foule d'autres moyens accessoires locaux dont les circonstances peuvent motiver l'emploi, et qui ne peuvent être indiqués que dans une consultation spéciale.

Les bains sont encore une ressource précieuse dans le traitement des maladies vénériennes; non-seulement ils favorisent une transpiration essentiellement salutaire, mais encore ils apportent dans toute l'économie un calme qui concourt puissamment à la guérison de ces affections souvent plus tenaces par l'irritation du système nerveux, qui se calme sous l'influence d'une immersion prolongée. Quoique les bains tièdes soient ceux qu'on emploie de préférence, cependant il faut reconnaître que les bains froids se montrent souvent efficaces quand il s'agit d'imprimer du ton et de la force à l'économie. — Les maladies vénériennes prennent un caractère différent selon qu'elles atteignent des sujets faibles, scrofuleux, sanguins, forts ou nerveux. — Dans le premier cas, on associe au traitement l'emploi de la liqueur fortifiante indiquée page 96. Des émissions sanguines se justifient par un tempérament sanguin, comme une sensibilité nerveuse trop exaltée, qui accroît généralement les symptômes vénériens, exige l'emploi d'une liqueur anti-nerveuse, dont j'ai signalé les avantages page 95.

Il ne suffit pas de faire usage des divers moyens dont je viens de parler, il faut encore se soumettre au régime suivant : se priver de café, de liqueurs, de bière, boire le vin bien trempé, et même ne boire que de l'eau pure ou sucrée si l'inflammation est vive. Le laitage, les œufs, les plantes potagères, les légumes, les fruits mûrs, sont favorables. On évitera toute espèce de salaison, ainsi que les viandes noires ou faisandées. On ne fera usage que de bœuf, de mouton, de veau et de volaille, et, si l'inflammation était trop vive au commencement de la maladie, on devrait ne se nourrir pendant quelques jours que de lait, de légumes et de potages.

On ne devra pas se fatiguer. — Les parties malades seront toujours entretenues dans un état de grande propreté. On les lavera avec de l'eau tiède si l'inflammation est vive et si l'on est en hiver, tandis que l'eau sera froide en été si l'inflammation n'est que légère. — Des bains entiers tièdes, des bains locaux émollients, des lavements à l'eau de guimauve, tels sont les moyens qui seconderont parfaitement l'emploi du traitement végétal dépuratif. — Comme la disparition des symptômes vénériens n'est pas une preuve de guérison radicale, il est indispensable de continuer le traitement quelques mois, et bien plus longtemps encore si l'affection est profonde et si elle jette de profondes racines dans l'économie. — L'abus et même seulement l'usage des préparations mercurielles, dont j'ai signalé les dangers page 87, nécessitent également l'emploi du traitement dépuratif pour combattre les tristes effets de ce poison, qui produit les effets les plus désastreux sur l'économie.

MALADIES DE LA PEAU

DES DARTRES, DE LA GALE, DES POUX ET DES SCROFULES

Les *maladies de la peau* ou *dartres* atteignent si fréquemment les femmes, surtout à l'époque du retour; elles sont si souvent la conséquence d'un principe vénérien, elles suscitent quelquefois des démangeaisons si violentes à l'anus, aux parties génitales ou dans d'autres parties de la peau; elles sont une cause si fréquente des maladies de la matrice et de la stérilité, que j'ai dû consacrer un chapitre à l'exposé du vice dartreux et du traitement qu'il réclame.

Des Dartres.

Les DARTRES sont des irritations, des inflammations de la peau, entretenues par une acrimonie du sang. Elles affectent presque toujours une marche lente et chronique, n'ont que très-rarement leur période de décroissement, mais, au contraire, acquièrent une intensité d'autant plus grande, qu'elles s'éloignent davantage de l'époque où elles ont pris naissance. Lorsqu'elles commencent à se manifester, on aperçoit sur la peau un assemblage de petits boutons rouges, abondants, épars ou réunis, ou des vésicules dont l'apparition est annoncée par un sentiment de tension très-incommode, ou par une démangeaison plus ou moins violente.

Bientôt ces boutons, ces vésicules, qui se forment très-insensiblement, se brisent, et laissent échapper d'une surface rouge et enflammée une sérosité roussâtre plus ou moins abondante qui suscite de violentes démangeaisons. — Ces surfaces, d'un rouge cramoisi, suppurantes, d'où s'élèvent des écailles humides plus ou moins étendues, s'étendent continuellement, et s'offrent aux regards sous l'aspect d'une peau qui a été écorchée. — Quand ces dartres humides atteignent les jambes, elles rendent la marche douloureuse, elles laissent suinter une humeur âcre et abondante, suscitent d'atroces démangeaisons et produisent souvent de très-graves ulcérations. — Quand la dartre écailleuse humide atteint les oreilles, elle en déforme quelquefois les cartilages, par suite de l'inflammation qu'elle développe dans ces parties. — Lorsqu'elle atteint le crâne, les cheveux tombent, des croûtes épaisses se manifestent et agglutinent le peu de cheveux qui peuvent rester. — Enfin, quelles que soient les parties que puissent atteindre ces dartres, elles produisent en général, et surtout aux parties génitales et à l'anus, d'atroces démangeaisons et la sortie d'une humeur presque corrosive. — D'autres fois, les dartres écailleuses sont, au contraire, sèches, et se manifestent par de larges exfoliations épidermoïques ou par une matière qui ressemble à des molécules farineuses qui recouvrent quelquefois toute la superficie du corps.

Les dartres se manifestent fréquemment sous forme de boutons qui peuvent atteindre le dos, la poitrine, mais qui se montrent plus particulièrement au visage : ils sont petits, enflammés, environnés d'un cercle rougeâtre, et laissent échapper une certaine quantité de pus. Souvent une telle éruption gonfle le visage, en déforme les traits, et constitue cette affection désagréable connue sous le nom de *goutte-rose* ou de *mentagre*, parce qu'elle est très-fréquemment située au menton.

— Les dartres se manifestent encore sous forme de croûtes épaisses, jaunâtres, verdâtres, qui affectent différentes formes et couvrent le siége du mal. Quelquefois aussi la matière de la suppuration agit sur la peau en la corrodant. — L'affection dartreuse se montre encore sous forme de taches jaunes, brunes, safranées ou noirâtres. — Tantôt des écailles dures, des pustules tuberculeuses, des gerçures énormes, des végétations meurtrières, creusent, rongent et consument nos téguments, comme ces insectes avides qui dévorent l'écorce des arbres. — Dans d'autres cas, ce sont des ulcères horribles d'où s'échappe une humeur brûlante et corrosive. De combien de genres de dégradations la peau humaine n'est-elle pas susceptible?

Les dartres se dessinent quelquefois sur la peau par des plaques ou éruptions arrondies; elles affectent souvent différentes formes bizarres, propres à étonner les observateurs. Elles s'étendent en exécutant une sorte de mouvement de reptation sur la périphérie du corps vivant, et leur marche sinueuse a quelque analogie avec celle des reptiles.

Héréditaires dans les familles, les dartres se transmettent de génération en génération, et perpétuent ainsi leur existence. Lors même qu'on en porte le germe en naissant, souvent on les voit ne se développer qu'à l'âge de trente ou quarante ans, d'autres fois à une époque plus reculée de la vie.

Lorsque les dartres se portent à la tête, elles constituent la *teigne*. Elles ne diffèrent pas de la *lèpre;* elles n'en sont que les premiers degrés. Une affection dartreuse, fortement invétérée, envahissant une grande partie du corps, et caractérisée par une profonde détérioration du tissu cutané, constitue la *lèpre moderne*, affection excessivement grave et d'une ténacité désespérante.

Si quelquefois les dartres envahissent avec rapidité toute la superficie de la peau, dans le plus grand nombre des cas elles ne se développent que lentement; on n'aperçoit çà et là que quelques boutons, quelques taches, quelques légères écailles, quelques démangeaisons, et ce n'est souvent qu'à une époque plus ou moins éloignée qu'elles s'étendent de manière à recouvrir toutes les parties du corps, souvent même au point d'en gêner les mouvements et de les rendre excessivement douloureux.

Cette maladie jette de si profondes racines, qu'à sa première apparition on doit chercher à s'en débarrasser : une dartre ne serait-elle que de la grosseur d'une lentille, elle indique déjà un vice inhérent à l'économie. — Le principe dartreux se présente sous des formes infiniment variées. Se porte-t-il à la peau, il donne lieu à des écailles, à des croûtes, à des boutons, à des ulcères, à des taches, à des clous, à des érysipèles, à l'engorgement des glandes. Se porte-t-il sur les organes du mouvement, il occasionne ou la goutte ou le rhumatisme; affecte-t-il des organes intérieurs, il développe la mélancolie, des maux d'estomac, des migraines, des toux opiniâtres, des maladies des yeux, la surdité, des palpitations du cœur et une infinité d'autres maladies.

Souvent le principe dartreux ne fait aucune irruption à la peau. Le plus léger bouton, la plus légère écaille, ne s'y fait pas remarquer, et cependant le malade est tourmenté par d'affreuses démangeaisons, par de pénibles insomnies; dans ce cas, un traitement plus prolongé est nécessaire pour débarrasser l'économie de ce ferment corrupteur qui ne peut se faire jour vers la peau, et qui menace les organes intérieurs.

Lorsque le principe dartreux est transmis à plusieurs enfants de la même famille, chez l'un il peut attaquer la peau, chez l'autre un ou plusieurs organes intérieurs, chez le troisième souvent aucun symptôme ne se manifeste, et cependant il peut transmettre la maladie à ses enfants, lors même qu'elle ne s'était pas développée chez lui. Mais souvent une affection profonde du poumon, du foie, du cerveau, maladies qui le tuent, prouve qu'ainsi que ses deux frères il avait participé à un funeste héritage.

Il est très-fréquent de voir des enfants nés de parents dartreux ou teigneux donner dès leur naissance des signes du vice écrouelleux, et à leur tour des parents écrouelleux transmettre à leurs descendants tous les symptômes des affections dartreuses. Ces faits confirment l'intime rapport qui existe entre les écrouelles et les dartres.

Lorsqu'une dartre diminue dans un endroit, c'est pour augmenter dans un autre, ou attaquer d'autres parties, ou bien se porter à l'intérieur, et donner lieu quelquefois tout d'un coup, et d'autres fois lentement, à des désordres très-graves; que de personnes n'ai-je pas vues qui maigrissaient de jour en jour, dévorées par ce principe acrimonieux, principe qui était rentré, ou qui leur avait été communiqué, à leur insu, par la cohabitation avec une personne affectée de dartres ou d'écrouelles?

Les dartres disparaissent quelquefois subitement et d'elles-mêmes, ou par un mauvais traitement; dès lors à quels dangers n'est-on pas exposé? Un rhume, une fluxion de poitrine, un asthme, un crachement de sang, une gastrite, des maux de gorge, des migraines, des maladies des yeux et des oreilles, des palpitations et des anévrismes du cœur en sont souvent le résultat.

Les causes qui développent les dartres sont nombreuses; les plus fréquentes sont les peines morales, l'abus des préparations mercurielles, les irritations gastro-intestinales, une nourriture échauffante, la malpropreté, le trouble apporté à l'acte de la transpiration, la suppression des règles, la disparition des hémorrhoïdes, le desséchement de certains ulcères, d'un vésicatoire ou d'un cautère, l'âge critique, un lait répandu. A ces causes, il faut encore joindre les suivantes : les fatigues, les veilles, les travaux sédentaires, des causes mécaniques, telles que des coups mettant en jeu une acrimonie existant déjà dans l'économie. Enfin le principe *galeux*, *scrofuleux*, *scorbutique* et *vénérien* devient très-fréquemment la source des affections dartreuses qui souillent la peau humaine.

Il n'en est pas des affections dartreuses comme des autres maladies qui se guérissent souvent par les efforts salutaires de la nature : ainsi qu'une tache d'huile, les dartres ne font que s'accroître en étendue, et, si quelquefois elles semblent disparaître, c'est qu'elles rentrent pour jeter de profondes racines dans toute l'économie.

TRAITEMENT. — Le malade prendra la *poudre végétale* à la dose indiquée page 89. Toutes les parties affectées de dartres seront frictionnées avec la *pommade anti-dartreuse résolutive*. Lorsque l'affection est grave, la friction doit être faite chaque jour; si elle est légère, de deux jours l'un seulement. *Voyez*, page 93, la manière d'user de la pommade; elle fait cesser très-promptement les démangeaisons qui tourmentent les malades. Sous son influence, la peau se nettoie, se fortifie et se rapproche graduellement de son aspect naturel. Comme c'est quelquefois vers le milieu de la nuit qu'un accès de démangeaison se manifeste, le malade pourra immédiatement se soulager en faisant une friction qui ramènera promptement le calme et le sommeil. Lorsque la dartre est à la tête et qu'elle est grave, il faut raser les cheveux, ou du moins les faire tailler fort court, afin de mieux favoriser l'action de la pommade; il sera nécessaire de laver et de brosser fortement la tête tous les sept à huit jours avec de l'eau savonneuse chaude.

Toutes les parties affectées de dartres seront frictionnées avec la *pommade anti-dartreuse*. Mais, si la dartre était rouge, douloureuse, il serait bon, avant d'en venir à la pommade, d'appliquer à nu, sur les parties malades, des cataplasmes de mie de pain et d'eau; et, si l'inflammation persistait, il deviendrait nécessaire d'appliquer quelques sangsues sur la partie ou pratiquer une saignée si le malade était sanguin.

Ces cas assez rares doivent faire l'objet d'une consultation particulière.
— Le malade se purgera deux fois par mois si l'affection est légère, et
trois fois par mois si elle est grave. *Voyez*, page 91, la manière d'user
des pilules purgatives. Il est bien entendu que, si le malade était sujet
à une irritation de l'estomac ou des intestins, il devrait être très-
modéré sur l'emploi du purgatif, et même s'en abstenir entièrement.

L'usage des bains chauds est nécessaire; ils aident beaucoup à la
guérison des dartres par le calme qu'ils apportent à la peau. Les personnes qui ont l'habitude des bains froids pourront en prendre pendant
la belle saison. Si la dartre est étendue, deux bains par semaine sont
nécessaires; si elle est légère, un seul suffit.

Le régime à suivre doit être doux et rafraîchissant. J'ajouterai seulement que les personnes affectées de dartres se priveront des coquillages,
de viande de porc, et ne mangeront que rarement du poisson; elles ne
prendront absolument rien de trop salé ou épicé; elles s'abstiendront
de liqueurs, d'eau-de-vie, et ne boiront jamais que le vin bien trempé.
— Elles useront d'aliments adoucissants et rafraîchissants, tels que les
plantes potagères douces, les viandes blanches, le lait, le riz, les œufs,
les fruits mûrs, etc.

De la Gale.

La gale, maladie essentiellement contagieuse, a la plus grande analogie avec les dartres. Quand elle se développe, on commence par éprouver de la démangeaison, principalement à la jointure des doigts, du poi-
gnet, au bras, sur la poitrine; bientôt de petits boutons ou petites
pustules, présentant un point blanc et transparent à leur sommet, surgissent le plus ordinairement entre les doigts, au pli des bras, des genoux, du nombril, à la ceinture et sur la poitrine; si l'on se gratte, ces
pustules se renouvellent, et les premières sont bientôt suivies de beaucoup d'autres. Quelquefois l'irritation de la peau devient plus vive, et
l'on voit survenir des furoncles, des dartres et d'autres inflammations.
La démangeaison que fait éprouver la gale augmente d'une manière
notable vers le soir, et surtout pendant la nuit, par l'action de la chaleur du lit, ou par l'effet des boissons alcooliques, des aliments âcres,
et, en général, de toutes les causes qui activent la circulation de la
peau. — Les vésicules qui caractérisent cette maladie, sans cesse déchi-
rées par l'action des ongles, laissent échapper un liquide visqueux
qui se convertit bientôt en petites croûtes minces, légères et peu adhé-
rentes.

La gale est toujours l'effet de la contagion que l'on attribue à la présence d'un insecte, appelé *acarus scabiei* ou *sarcopte*, dans les boutons qui caractérisent cette maladie. Plusieurs médecins contestent l'existence de cet insecte. Il semblerait qu'il naît spontanément dans les croûtes de la gale, et qu'il est plutôt l'effet que la source de la maladie. Elle est engendrée par la malpropreté et se communique par le contact médiat ou par celui des objets touchés par un individu qui en est infecté, surtout lorsque les mains sont en sueur. La gale peut exister un très-grand nombre d'années dans le sang et ne se développer qu'à la suite d'une circonstance imprévue. Les dartres et une foule de maladies doivent leur origine au principe galeux.

TRAITEMENT. — Il est le même que celui que j'ai prescrit pour combattre les maladies dartreuses; j'y renvoie donc le lecteur. C'est à tort que certains malades mettent en doute l'indispensabilité du traitement intérieur ; ceux qui le négligent accusent dans un âge plus avancé des maladies de peau fort graves. Indépendamment de l'emploi du dépuratif interne et de quelques purgations, il est nécessaire d'avoir recours aux frictions avec la *pommade anti-dartreuse.*

Il est nécessaire de prendre un bain de deux jours l'un : il sera chaud en hiver et froid dans la belle saison. Il faut désinfecter avec la vapeur du soufre tous les vêtements dont le malade s'est servi, surtout les lainages, afin d'éviter une nouvelle contagion, changer fréquemment de linge, et s'abstenir d'aliments salés ou épicés, et de liqueurs spiritueuses.

Des Poux.

Que les poux existent à la tête, sur tout le corps, ou plus particulièrement sur les parties génitales (et ils ont alors reçu le nom de *morpions*), ils sont toujours le résultat d'un défaut de propreté ou de la corruption des humeurs.

Lorsque, malgré tous les soins de propreté, les poux s'engendrent à la tête, sur le dos, à la poitrine, au ventre et sur les parties velues (*maladie pédiculaire*), il est présumable qu'ils doivent leur origine à une humeur teigneuse et écrouelleuse chez les enfants; dartreuse, galeuse ou vénérienne chez les grandes personnes. Il est digne de remarque que le *morpion* coïncide très-fréquemment avec l'existence du virus vénérien.

TRAITEMENT. — Il faut tous les jours peigner et brosser la tête des enfants, et de temps en temps la leur laver avec une eau chaude fortement savonneuse. Si les poux attaquent la peau, il faudra prendre souvent des bains ou se laver et changer fréquemment de linge. Si les parties velues étaient affectées, il serait nécessaire, pour détruire ces insectes, qui pullulent alors avec une extrême rapidité, et qui, en suscitant d'insupportables démangeaisons, produisent sur la peau des boutons incommodes, il serait nécessaire, dis-je, de frictionner fortement la peau et les poils avec notre pommade détersive : si elle n'était pas assez active, on pourrait se servir d'*onguent gris*. On ferait une friction tous les soirs, et le matin on prendrait un bain, continuant ainsi jusqu'à complète destruction de la vermine. Si les poux coïncidaient avec une affection dartreuse, teigneuse, galeuse ou vénérienne, il serait nécessaire de suivre le traitement indiqué pour chacune de ces maladies.

Scrofules ou humeurs froides et rachitisme.

Les scrofules sont souvent précédées du gonflement de la lèvre supérieure et des ailes du nez, et surtout d'une légère inflammation de l'ouverture extérieure des narines. — Quoique toutes les glandes, sans exception, puissent être atteintes de scrofules, ce sont généralement celles situées aux deux angles de la mâchoire inférieure et au cou qui sont malades. Elles s'engorgent alors, augmentent de volume, deviennent très-saillantes et contractent une dureté très-remarquable; la peau qui les recouvre conserve d'abord sa couleur naturelle, et n'a pas une plus grande sensibilité; mais, à mesure que les glandes s'irritent pour devenir le centre d'un travail suppuratoire, la peau s'altère et prend une couleur rougeâtre ou purpurine; enfin les glandes s'ulcèrent dans plusieurs endroits et laissent échapper une matière blanche, caséeuse, âcre et plus ou moins fétide, selon qu'elle a plus ou moins séjourné dans le foyer où elle a pris naissance. — Il est plusieurs maladies qui dépendent des écrouelles. Si le poumon est attaqué d'une faiblesse héréditaire ou acquise, les glandes bronchiales s'engorgent, forment des tubercules qui entrent en suppuration et amènent la pulmonie écrouelleuse.

Les écrouelles surviennent ordinairement depuis l'âge de trois ans jusqu'à sept; cependant elles se manifestent aussi plus tard, et quelquefois même dans un âge très-avancé. Elles attaquent plus particulièrement les personnes d'un tempérament lymphatique, celles qui habitent des lieux humides, qui se nourrissent mal, qui mènent une vie indolente ou qui se livrent à des affections tristes. Cette maladie est héréditaire; elle peut épargner la première génération et se manifester à la seconde. Il n'est pas rare de voir des enfants nés de pères dartreux ou vénériens donner dès leur naissance des signes du vice écrouelleux, et, à leur tour, des pères écrouelleux transmettre à leurs descendants tous les symptômes des maladies dartreuses.

Ajoutons que le *rachitisme*, cette affection caractérisée par la courbure et le gonflement des os, par la déviation de la colonne vertébrale, par la saillie anguleuse des côtes et du sternum (os de la poitrine), est fréquemment le résultat du vice scrofuleux.

Tout ce qui tend à vicier les humeurs favorise le développement des écrouelles. Le défaut d'exercice, un air froid et humide, la privation des rayons solaires, les aliments malsains, peu substantiels, les eaux corrompues, les maladies graves ou prolongées, la disparition subite de quelque maladie de peau, de profonds chagrins, sont autant de circonstances propres à les déterminer. Elles sont communes en Angleterre, en Hollande et dans les Pays-Bas, dans le Valais, le Dauphiné, le Vivarais et la Basse-Bretagne. Dans les grandes villes, elles sévissent de préférence sur les enfants des portiers, des cordonniers, des tailleurs, des tisserands. J'ajouterai encore que laisser les enfants dans l'ordure et la malpropreté, que leur donner pour nourrice une femme infirme et malsaine, c'est les exposer aux ravages de cette cruelle maladie.

TRAITEMENT. — On soumettra la malade à l'usage de la *poudre dépurative*, associée à la *liqueur fondante*, dont nous avons parlé page 97. La malade sera mise en même temps à l'usage de la *liqueur fortifiante*, qu'elle prendra deux fois par jour, une heure avant chaque repas.

Si les glandes engorgées sont dures, rouges, et que la malade soit d'ailleurs d'un tempérament sanguin, échauffé, l'application de quelques sangsues sur les glandes irritées est d'un puissant secours. L'emploi des cataplasmes d'eau de guimauve et de mie de pain, appliqués à nu sur les parties affectées, a aussi produit les plus heureux effets. Avouons cependant que ces moyens, aidés même du traitement intérieur, n'ont jamais suffi pour opérer le dégorgement des glandes et la cicatrisation des plaies : aussi, dès que l'irritation est moins vive, ce qui arrive quelques jours après l'application des sangsues et des cataplasmes, il est nécessaire d'avoir recours à l'emploi de la *pommade résolutive* indiquée page 93. Matin et soir les glandes engorgées seront frictionnées, et, lorsqu'il y aura du mieux, on se contentera d'une friction tous les jours. S'il y a des plaies, elles seront pansées avec cette même pommade. Dans quelques circonstances, on peut hâter la cicatrisation des plaies glandulaires en les touchant légèrement avec la pierre infernale. Quelquefois aussi, et surtout quand il y a carie des os, je me suis très-bien trouvé de toucher profondément les plaies avec une solution concentrée d'iode. On doit comprendre que l'emploi de ces divers moyens doit faire l'objet d'une consultation particulière.

Un ou deux bains tièdes par semaine seront salutaires; on y restera une demi-heure. Si la malade ne tousse pas et qu'elle soit encore assez robuste, je conseille de lui faire prendre dans la belle saison deux bains froids par semaine, en ne l'y laissant qu'un quart d'heure. On peut y joindre tous les huit jours un lavement à l'eau simple, ou avec une décoction de racine de guimauve s'il y a irritation du canal intestinal.

Quelquefois, par suite des écrouelles, les yeux s'enflamment et rendent une matière purulente. Pour combattre cet accident, il est nécessaire de les bassiner plusieurs fois par jour avec de l'eau de guimauve, et, si l'inflammation est très-vive et que la malade ait peine à supporter la lumière, on appliquera six sangsues derrière chaque oreille. Lorsque les symptômes inflammatoires auront disparu, c'est-à-dire huit à dix jours après l'emploi des sangsues, les yeux seront baignés plusieurs fois par jour avec un collyre astringent. Si l'inflammation des yeux était très-grave, et qu'on y remarquât des taies ou des taches, il faudrait, après l'application des sangsues, mettre un vésicatoire derrière l'oreille, du côté le plus affecté, et souffler matin et soir sur les taches une pincée d'une poudre dont je varie la formule.

Lorsque le vice écrouelleux détermine des écoulements d'oreilles, il est nécessaire de faire, matin et soir, à l'aide d'une petite seringue, une injection dans l'oreille ou les oreilles avec une préparation qui doit être de nature *détersive*. Si l'on remarquait de l'irritation dans l'oreille, il faudrait couper cette préparation avec égale quantité d'eau pure, et davantage au besoin. L'application d'un vésicatoire derrière l'oreille malade secondera parfaitement l'effet des injections. Le nez des écrouelleux devient aussi quelquefois le siége d'un écoulement purulent : dans ce cas, les injections que je viens d'indiquer, faites dans les fosses nasales, obtiennent les plus heureux résultats.

La malade habitera autant que possible dans un lieu élevé, sec et exposé au midi, au milieu d'un air pur. — La nourriture sera plus particulièrement animale et succulente. On fera un usage modéré de bon vin, mais il faut surveiller ses effets sur le canal digestif et le cerveau, et le suspendre ou en diminuer la quantité s'il irritait les organes. — La propreté, des vêtements de flanelle, des frictions sèches et aromatiques, compléteront ce qu'il convient de suivre.

Le traitement du *rachitisme* est le même, tant sous le rapport des médicaments que du régime. — Un moyen qui ne saurait être négligé, c'est l'action répétée des muscles qui agissent en sens contraire à la courbure commençante de la colonne vertébrale. — On remplit les mêmes indications par des moyens mécaniques appliqués à l'extérieur, et consistant, pour la plupart, en des ressorts qui agissent d'une manière continue, lente et graduée, de façon à redresser peu à peu les os courbés. — Toutefois il faut reconnaître que ces moyens ont beaucoup moins d'efficacité que les contractions musculaires, dont la *gymnastique* sait faire de nos jours une si heureuse application.

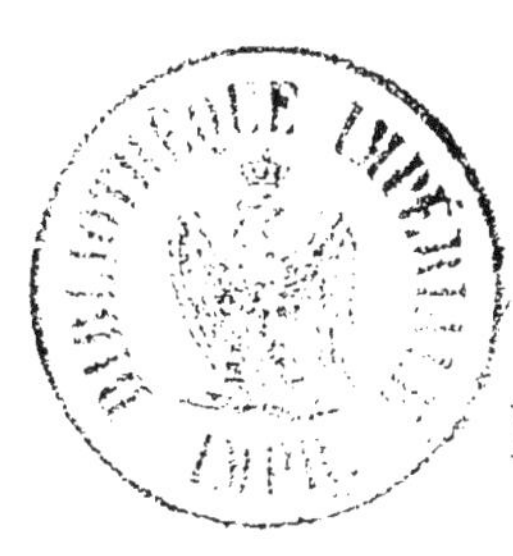

RENSEIGNEMENTS

1° Indiquer son âge, son tempérament; — dire s'il est sanguin, bilieux, lymphatique, nerveux ou mélancolique. — Indiquer sa force, sa taille, le poids de son corps à peu près, — la couleur de ses cheveux, s'ils sont rares ou abondants et si on les perd. — Indiquer l'état de ses dents.

2° Si c'est le *cerveau* qui est atteint, dire si on éprouve des étourdissements, des tiraillements, de la chaleur ou du froid, de la lourdeur dans cette partie.

3° Si c'est le *système nerveux* qui est affecté, relater les diverses sensations qu'on éprouve, les douleurs qu'on ressent et leur durée.

4° Si les *poumons* sont malades, dire si on crache abondamment une matière jaune blanchâtre, verdâtre, pointillée de noir ou savonneuse. — Si on tousse beaucoup et particulièrement la nuit. — Si on a vomi du sang et si les crachats en sont imprégnés. — Si on est essoufflé en montant. — Si on éprouve un poids sur la poitrine, si on ressent des douleurs sur cette partie ou dans le dos. — Si le visage est maigre et décoloré. — Si on a des sueurs, et plus particulièrement la nuit. — Si la fièvre est ardente et continuelle. — Si les cheveux tombent, si l'affaiblissement et la maigreur sont extrêmes.

5° Si le *cœur* est affecté, indiquer si les palpitations sont fortes et fréquentes. — Dire si on éprouve de la gêne dans l'acte de la respiration. — S'il y a des vertiges, des défaillances; si les lèvres et les doigts sont bleuâtres.

6° Si l'*estomac* et les *intestins* sont malades, indiquer si l'on éprouve une douleur plus ou moins vive au creux de l'estomac ou dans toute autre région du ventre. — S'il y a gonflement, ballonnement de cette partie. — S'il y a douleur vive et pesante après avoir pris des aliments. — Si on éprouve des envies de vomir. — Si on est constipé ou si on a de la diarrhée, s'il y a des vents par haut ou par bas. — Si on ressent des lourdeurs et des maux de tête, des vertiges; — des douleurs dans les articulations, et plus particulièrement aux coudes. — S'il y a courbature générale et fatigue des jambes. — Si la langue est ardente, muqueuse et pointillée de rouge. — Si on éprouve des envies fréquentes de manger, qui, satisfaites, apaisent la douleur de l'estomac.

7º Si le *foie* est atteint, indiquer si on éprouve de la douleur, de la pesanteur dans la région de cet organe. — Si son engorgement fait bosse à l'extérieur. — Si le toucher est douloureux. — S'il y a des vomissements bilieux. — Si les digestions sont difficiles. — Si on est constipé et quelle est la couleur des matières. — Si la peau est jaune ainsi que le blanc des yeux. — Si une douleur se fait ressentir à l'épaule droite, côté du foie. — S'il y a fièvre et insomnie.

8º Si la *vessie* est affectée, indiquer si on éprouve une douleur, une pesanteur vers sa région. — Si les urines sont rouges briquetées ou incolores. — Si elles contiennent du sang, des glaires ou des graviers. — Si les envies d'uriner sont fréquentes.

9º Si les *reins* sont malades, indiquer si la douleur qu'on ressent dans cette région est vive, lancinante ou sourde et obtuse. — Si les urines sont rouges et chargées. — S'il y a nausées, vomissements, constipation ou relâchement du ventre. — Si les douleurs nerveuses se font ressentir aux cuisses, aux jambes ou ailleurs.

10º Si la *matrice* est atteinte, indiquer si on éprouve des douleurs sourdes et lancinantes vers son col, dans les profondeurs du bas-ventre. — Des tiraillements dans les aines, les reins et les parties supérieures des cuisses. — De la pesanteur dans la région de la matrice. — Si cet organe est relâché, s'il sort ou s'il est près de sortir de la vulve. — S'il y a compression sur le rectum ou la vessie, ce qui produit la constipation ou la diarrhée, ou bien des envies fréquentes d'uriner ou l'impossibilité d'accomplir cette fonction. — Indiquer si on a des écoulements de diverses nuances et des pertes de sang. — Si les digestions sont dérangées, et si la maigreur et la faiblesse sont grandes.

11º Indiquer si on est bien réglée. — Si les règles ne sont pas douloureuses. — Si les maux qu'on éprouve ne sont pas le résultat d'une suppression des règles. — Si cette suppression existe, indiquer les causes qui l'ont produite et depuis quand elle existe.

12° Indiquer si on est mariée, et depuis quand et à quelle époque on l'a été. — Si on a eu des enfants, s'ils ont joui ou jouissent d'une bonne santé; si les couches ont été heureuses, si on a nourri. — Si on a pris quelque précaution pour faire passer son lait. — Si on est enceinte au moment où on demande une consultation.

13° A quel âge on a été réglée, et si on l'a toujours été régulièrement. — Si l'époque du retour est arrivée, si on a perdu ou si on est sur le point de perdre. — Et quels phénomènes se présentent par suite de la suppression des règles.

14° Si on est atteint d'*affection vénérienne*, en décrire les symptômes et faire connaître à quelle époque elle a été contractée.

15° S'il y a des *dartres*, indiquer de quelle époque date l'éruption dartreuse, les causes qui ont pu donner lieu à son développement. — Préciser sa position, son caractère, son étendue. — Si elle est rouge, si elle suinte, si elle forme des croûtes, des boutons, des écailles, des taches, des ulcères. — Si les démangeaisons sont violentes. — Si on est atteint de la gale et tourmenté par des poux.

16° S'il y a des *scrofules*, indiquer les parties affectées, le nombre des glandes engorgées, celles en suppuration. — Indiquer si des os sont cariés ou contournés.

17° Indiquer l'état de santé des parents; s'ils sont morts, à quel âge et de quelle maladie, afin de savoir si on n'est pas atteinte d'une maladie héréditaire.

18° Indiquer depuis quelle époque date la maladie dont on est atteint. — Quelles circonstances ont présidé à son développement. — Quels moyens ont été employés pour la combattre. — Quel a été leur effet.

19° La femme frappée de stérilité devra faire connaître l'état général de sa santé. — Celle de son mari, afin d'apprécier si la stérilité ne pourrait pas lui être imputée. — Relater toutes les circonstances qui peuvent la rendre inféconde en en cherchant la cause dans un tempérament très-nerveux, — dans l'abus du rapprochement sexuel, — ou dans un vice de conformation.

TABLE DES MATIÈRES

DEUXIÈME PARTIE.

TROISIÈME PARTIE.

PARIS. — IMP. SIMON RAÇON ET COMP., RUE D'ERFURTH, 1.